Gabriele Halwachs-Baumann
Bernd Genser

Die konnatale Zytomegalievirusinfektion

Epidemiologie – Diagnose – Therapie

SpringerWienNewYork

Univ.-Prof. Dr. Gabriele Halwachs-Baumann

Professorin für Medizinische und Chemische Laboratoriumsdiagnostik
Klinisches Institut für Medizinische und Chemische Laboratoriumsdiagnostik
LKH/Universitätsklinikum Graz

Dipl.-Ing. Dr. Bernd Genser

Klinisches Institut für Medizinische und Chemische Laboratoriumsdiagnostik
LKH/Universitätsklinikum Graz

Gedruckt mit Unterstützung des Bundesministeriums für Bildung,
Wissenschaft und Kultur in Wien und der Steiermärkischen Landesregierung

Satz: H. Meszarics • Satz & Layout • A-1200 Wien
Druck und Bindearbeiten: MANZ CROSSMEDIA, Wien
Gedruckt auf säurefreiem, chlorfrei gebleichtem Papier – TCF
SPIN: 10920022

Mit 15 Abbildungen und Grafiken (davon 1 in Farbe)

Bibliografische Information der Deutschen Bibliothek
Die Deutsche Bibliothek verzeichnet diese Publikation in der Deutschen Nationalbibliografie;
detaillierte bibliografische Daten sind im Internet über http://dnb.ddb.de abrufbar.

ISBN 3-211-00801-2 Springer-Verlag Wien New York

Danksagung

Grundlage dieses Buches war der Auftrag der Steiermärkischen Landes-regierung, ein Screening auf konnatale CMV-Infektion nach WHO Krite-rien zu evaluieren. Ich möchte mich an dieser Stelle bei den Verantwort-lichen, die die finanzielle Unterstützung dieser Arbeit befürworteten, herzlich bedanken. Weiters sind in dieses Buch Ergebnisse eingeflossen, die im Rahmen von Projekten, gefördert durch den Fonds zur Förderung der wissenschaftlichen Forschung und des Jubiläumsfonds der Österreichi-schen Nationalbank, entstanden. Trotzdem wäre es nicht möglich gewesen, diese Analyse durchzuführen, wenn nicht Herr Univ.-Prof. Dr. J.-M. Graf v. d. Schulenburg von der Universität Hannover und Herr Univ.-Prof. Dr. O. Schöffski von der Universität Nürnberg/Erlangen mir mit Rat und Tat in gesundheitsökonomischen Fragen zur Seite gestanden wären, und Herr Dr. M. Schlaud von der Medizinischen Hochschule Hannover den epide-miologischen Bereich kritisch gesichtet hätte.

Meinem Co-Autor Herrn DI Bernd Genser gebührt mein Dank für die mathematische und statistische Auswertung der Daten. Ohne seinen we-sentlichen Beitrag wäre dieses Buch nie entstanden.

Die Archivarbeit und Literatursuche, eine notwendige, aber zeitaufwen-dige, und manchmal nicht gerade spannende Arbeit wurde von Herrn G. Ambrosch und Herrn D. Schicker durchgeführt. Ihnen gebührt an die-ser Stelle mein Dank.

Schlussendlich danke ich nochmals der Steiermärkischen Landesregie-rung, die den Druck des vorliegenden Buches ermöglicht hat.

ao. Univ.-Prof. Dr. Gabriele Halwachs-Baumann

Inhaltsverzeichnis

1 Einleitung

Die Erkrankung und der Tod von Neugeborenen, die beide durch eine intrauterine Übertragung des Zytomegalievirus (CMV) verursacht werden, sind seit langem bekannt. Der erste Bericht stammt von Ribbert aus dem Jahre 1904 [179]. Er beschrieb Veränderungen in der Niere eines tot geborenen Kindes, das an konnataler Syphilis litt. Die gleichen „zytomegalen" Zellen wurden dann im Jahre 1904 von Jesionek und Kiolemenoglou ebenfalls bei einem „hereditär-luetischen 8-monatlichen Fötus" gefunden und dieser Fall in der Münchner Medizinischen Wochenschrift publiziert [107]. Es ist zu bedenken, dass zur damaligen Zeit noch sehr wenig über Viren bekannt war. Daher ist es nicht verwunderlich, dass die auffallenden Zellen als „protozoenähnliche Gebilde" bezeichnet wurden.

Die ersten Viren wurden als „eigenartige Gebilde" vor etwa hundert Jahren entdeckt, nämlich zwischen 1886 und 1898. Bis dahin nahm man an, dass die Erkrankungen durch „Gifte" hervorgerufen werden, eine Annahme, die sich bis heute im Wort „Virus" widerspiegelt, das sich vom lateinischen Wort für „Gift" ableitet.

Der Weg von der ersten Beschreibung der Erkrankung bis zur Isolierung des Erregers war jedoch noch lang. Nach der Veröffentlichung von Jesionek und Kiolemenoglou erschien 1907 eine Veröffentlichung von Lowenstein, der Einschlüsse in den Parotiden von Kindern im Alter von 2 Monaten bis 2 Jahren beschrieb. Goodpasture und Talbot (1921) zeigten die Ähnlichkeit der Veränderungen mit den Riesenzellen, die durch das Varizella-Zoster Virus hervorgerufen werden, auf. Sie postulierten, dass die Veränderungen durch ähnliche Ursachen hervorgerufen werden müssten. Lipschuetz (1921) hob hervor, dass die zytopathischen Veränderungen mit den charakteristischen Zellläsionen bei Herpes-simplex-Virus Infektionen vergleichbar sind und daher angenommen werden kann, dass der Erreger ähnlich sein müsste [124]. Cole und Kuttner prägten schließlich 1926 den Begriff „Salivary gland virus" und führten den Terminus „Cytomegalic inclusion disease" ein, lange bevor der tatsächliche Erreger gefunden werden konnte. Erst 1954 wurde von Smith der Erreger isoliert und propagiert

[102]. Ihre Versuche konnten kurze Zeit später von anderen Wissenschaft-
lern bestätigt werden [189]. Damit stand der Entwicklung von serologischen Test für epidemiologische Studien und der klinischen Diagnostik
nichts mehr im Wege.

Sehr rasch zeigte sich, dass die Durchseuchung mit CMV sehr groß ist.
Etwa 50% der Bevölkerung im Alter von 40–60 Jahren besitzt Antikörper
(CMV IgG) gegen dieses Virus [39, 49, 85, 100, 129, 213, 220]. Da das Zytomegalievirus als Mitglied der Herpesvirusgruppe nach einer Erstinfektion
lebenslänglich im „Wirt" (= Mensch) bleibt, sind diese Antikörper lebenslänglich nachweisbar, geben jedoch keine Auskunft darüber, wann die Infektion stattgefunden hat.

Mit den Fortschritten auf dem Gebiet der Transplantationsmedizin
rückte das Zytomegalievirus in den Mittelpunkt des Interesses. Viele der
Patienten, die nach der Transplantation immunsupprimiert wurden, erlit-
ten schwere Erkrankungen, die durch eine Infektion mit dem Zytomegalievirus verursacht wurden. Dieses Virus wurde bei transplantierten Patienten
zu einer der häufigsten Gründe für Morbidität und Mortalität nach Transplantation. Große Anstrengungen wurden unternommen, um die Diagnostik und Therapie dieser Erkrankung zu verbessern. Die dadurch erzielten
Fortschritte kamen auch der Diagnostik und Therapie der konnatalen
CMV zugute.

Wie bereits erwähnt, ist die konnatale CMV-Infektion schon seit langem
als Ursache für Morbidität und Mortalität von Neugeborenen bekannt. An-
fang dieses Jahrhunderts, als die ersten Fälle beschrieben wurden, standen
aber andere Ursachen für die Säuglings- und Neugeborenensterblichkeit
und -erkrankung im Vordergrund. Auch wenn keine korrekten Aufzeich-
nungen darüber vorliegen, kann doch angenommen werden, dass bakteriel-
le Infekte das größte Problem darstellten. Mit der Entwicklung von Anti-
biotikatherapien trat diese Problematik in den Hintergrund.

Ein zweiter Schritt in der Verminderung der Säuglings- und Neugeborenensterblichkeit und -erkrankung ist deutlich in der Einführung des Mut-
ter-Kind Passes durch die damalige Bundesministerin für Gesundheit und
Umwelt Ingrid Leodolter zu sehen. Seit den siebziger Jahren konnte durch
diese Maßnahmen die Säuglingssterblichkeit auf etwa ein Fünftel des damaligen Wertes verringert werden (Grafik 1).

Dazu kamen bessere (intensiv)medizinische Betreuungsmöglichkeiten,
sodass derzeit als Hauptursache für die Säuglingsmortalität Schädigungen
oder Verletzungen des Neugeborenen während der Geburt oder durch Un-
reife des Neugeborenen aufscheint (Tabelle 1). An der Gesamtzahl der ver-

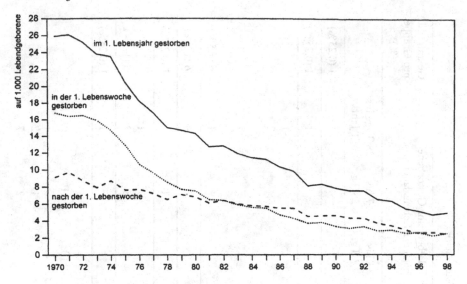

Grafik 1. Säuglingssterblichkeit 1970–1998[1]

storbenen Kinder unter einem Jahr hält diese Ursache einen Anteil von 57%, gefolgt von angeborenen Missbildungen mit einem Anteil von 36%. Hier ist anzumerken, dass viele der unter diesen Punkten subsummierten Krankheitsbilder durch Infektionen mit Mikroorganismen während der Schwangerschaft oder Geburt verursacht werden können [1, 42, 55, 56, 64, 96, 203]. Da derzeit in Österreich jedoch keine regelmäßigen Untersuchungen auf diese Mikroorganismen durchgeführt werden bzw. keine Meldepflicht bei diesen Erkrankungen besteht, kann eine Verursachung dieser Symptome durch Mikroorganismen nur angenommen, jedoch nicht belegt werden.

Es gibt grundsätzlich zwei Möglichkeiten, wie der Fetus oder das Neugeborene über die Mutter durch Mikroorganismen infiziert werden kann.

1. Konnatale (pränatale) Infektion:

Wenn die Mutter während der Schwangerschaft eine aktive Infektion durchmacht, so kann über das mütterliche Blut der Erreger zur Plazenta gelangen, die Plazentaschranke „durchbrechen" und in das kindliche Blut übertreten. Die Folge davon ist eine intrauterine Infektion des ungeborenen Kindes. Abhängig vom Erreger und dem Zeitpunkt der In-

---

[1] entnommen dem demographischen Jahrbuch Österreichs 1998.

Tabelle 1. Gestorbene 1997 im 1. Lebensjahr (n = 398) nach Todesursachen (Gesamtösterreich)[2]

Todesursache	Im 1. Lebensjahr Gestorbene nach der Lebensdauer				Gesamtzahl pro Gruppe (%)
	< 1 Tag	1 bis < 7 Tg.	7 bis < 28 Tg.	28 Tage bis < 1 Jahr	
Meningokokkeninfektion				1	1 (0.25%)
Sonstige Viruserkrankungen				1	1 (0.25%)
Bösartige Neubildung der Knochen				1	
Leukämie		1		2	
Sonstige Neubildungen des lymphatischen und hämatopoetischen Gewebes				1	
Gutartige Neubildungen, Neubildungen unbekannten Charakters und unsicheren Verhaltens				1	6 (1.5%)
Sonstige endokrinen Störungen und Stoffwechselkrankheiten		1	1	4	6 (1.5%)
Anämien				1	1 (0.25%)
Meningitis				1	
Sonstige Krankheiten des Nervensystems und der Sinnesorgane			3	2	6 (1.5%)
Sonstige Krankheiten des Verdauungssystems			1	1	1 (0.25%)
Spina bifida	2				
Angeborene Missbildungen des Herzens	2	10	21	19	
Sonstige angeborene Missbildungen des Kreislaufsystems	1	2	2	1	
Angeborener Hydrocephalus			1	2	
Sonstige angeborene Missbildungen des Nervensystems	2		2	7	

(Fortsetzung Tabelle 1)

Todesursache	Im 1. Lebensjahr Gestorbene nach der Lebensdauer				Gesamtzahl pro Gruppe (%)
Angeborene Missbildungen der Atmungsorgane	3			2	
Sonstige angeborene Missbildungen des oberen Verdauungstraktes	1			1	
Sonstige angeborene Missbildungen des Verdauungstraktes	6		2		
Angeborene Missbildungen der Harn- und Geschlechtsorgane		3		3	
DOWN Syndrom	1			4	
Sonstige und nicht näher bezeichnete angeborene Missbildungen	14	8		4	143 (36%)
Geburtsverletzungen und Schädigungen des Neugeborenen durch regelwidrige Geburt	2		3	2	
Schädigungen des Neugeborenen durch Veränderungen der Plazenta und der Nabelschnur	4	1		2	
Durch Anoxie und Hypoxie hervorgerufene, nicht anderweitig einzuordnende Zustände	16	8	2	1	
Sonstige Ursachen der perinatalen Morbidität und Mortalität	63	27	35	9	
Symptome und sonstige mangelhaft bezeichnete Zustände (z.B. nicht näher bezeichnete Unreife,...)	1			48	227 (57%)
Kraftfahrzeugunfälle	1				
Unfälle durch Ertrinken und Untergehen	1				
Sonstige Unfälle	1				
Spätfolgen medizinischer Maßnahmen	1				
Mord, Totschlag und vorsätzliche Verletzung durch andere Personen	2				6 (1.5%)
Gesamt	118	63	84	133	398

2 entnommen dem Gesundheitsstatistischen Jahrbuch 1997.

fektion können mehr oder weniger starke Schädigungen des Kindes auftreten. Neben dieser *transplazentaren Infektion* des ungeborenen Kindes besteht auch die Möglichkeit einer *aszendierenden Infektion*. Dabei befindet sich der Erreger im Genitaltrakt der Mutter. Durch eine aufsteigende Infektion der Mutter kann es zu einer Infektion der Eihäute, der Amnionflüssigkeit und in Folge dessen des ungeborenen Kindes kommen. Auch hier können in Abhängigkeit vom Erreger bzw. dem Zeitpunkt der Infektion mehr oder weniger starke Schädigungen des Kindes auftreten. Erreger, die als Verursacher für konnatale oder pränatale Infektionen verantwortlich sind, sind in Tabelle 2 aufgelistet.

2. Perinatale Infektion:
Dabei wird das Kind während der Geburt mit Erregern infiziert, die sich im mütterlichen Geburtskanal befinden. Hierbei ist es hauptsächlich abhängig vom Erreger, ob es zu einer Schädigung des Kindes kommen kann. In Tabelle 3 sind Erreger aufgelistet, deren Vorkommen im Geburtskanal der Mutter mit einer Erkrankung des Neugeborenen assoziiert sind.

Aus den Berichten des Österreichischen Statistischen Zentralamtes ist zwar die Säuglingsmortalität ersichtlich, nicht jedoch, wie viele Kinder durch eine konnatale oder perinatale Infektion erkrankt sind. Es ist aber anzunehmen, dass ein Teil der stationär behandelten Patienten auf Grund von Spätfolgen konnataler und perinataler Infektionen hospitalisiert werden mussten. Diese Patienten sind vermutlich unter der Hauptdiagnose „Kongenitale Missbildungen", „Krankheiten des Nervensystems und der Sinnesorgane", „Perinatale Affektionen" und „Infektiöse und parasitäre Krankheiten" subsummiert. Die vom Statistischen Zentralamt dazu angeführten Daten sind in Tabelle 4 zusammengefasst.

Da eine Infektion der Mutter nicht zwingend zu einer Infektion des Kindes mit daraus resultierendem Tod des Neugeborenen oder Krankheit bzw. Schädigung des Kindes führen muss (Grafik 2), sind diese Daten durch das Statistische Zentralamt bei der derzeitigen Meldungsnomenklatur nur schwer zu erfassen. Es ist daher notwendig, einzelne Infektionserreger bezüglich ihrer Häufigkeit und ihrer Auswirkungen zu erfassen, um so ihren Einfluss auf den Gesundheitszustand der Bevölkerung beurteilen zu können. Als Ergebnis solcher Untersuchungen ist eine Kosten/Nutzen-Rechnung zu erwarten, die als Entscheidungshilfe dienen kann, zukünftig andere Strategien in der Präventivmedizin anzuwenden.

Tabelle 2. Erreger, die zu konnatalen oder pränatalen Infektionen des Kindes führen können[3]

Mikroorganismen		Assoziiert mit Erkrankungen des Neugeborenen	
		häufig	selten
Bakterien	Syphilis	+	
	Listeriosis	+	
	Babesiosis		+
	Borreliosis (inkl. Lyme borreliose)		+
	Brucellose		+
	Leprosis		+
	Leptospirosis		+
	Salmonellose		+
	Tuberculose		+
	Tularemia		+
Viren	Zytomegalievirus	+	
	Rubella	+	
	Parvovirus	+	
	Enterovirus		+
	Epstein Barr Virus		+
	Hepatitis B		+
	Herpes Simplex (Typ 1 und 2)		+
	Influenza		+
	Mumps		+
	Parainfluenza		+
	Poxviurs		+
	Varicella-Zoster Virus		+
Parasiten	Toxoplasmose	+	
	Mb. Chagas	+	
	Malaria	+	
	Afrikanische Trypanosomiasis		+
	Enterobius		+
	Leishmaniasis		+
	Schistosomiasis		+
Pilze	Coccidiodomycosis		+
	Cryptococcosis		+

---

[3] entnommen: Miller, R. A. und Thiede, H. A. (1994). „Trophoblast Research Volume 8: HIV, Perinatal Infections and Therapy."

Tabelle 3. Zusammenhang zwischen Erreger im Geburtskanal der Mutter
und Erkrankung des Neugeborenen[4]

Mikroorganismen		Assoziiert mit Erkrankungen des Neugeborenen		
		häufig	selten	unwahrscheinlich/ nicht assoziiert
Bakterien	Lactobacillus			+
	Staph. epi.			+
	Staph. aureus		+	
	Alpha-hämolyt. Strept.		+	
	Streptokokken Gruppe A	+		
	Streptokokken Gruppe B	+		
	Streptokokken Gruppe C			
	Enterokokken	+		
	E. coli	+		
	Proteus sp.		+	
	Klebsiella sp.		+	
	Pseudomonas sp.		+	
	Salmonella sp.		+	
	Shigella sp.		+	
	Alkaligenes faecalis		+	
	Neisseria meningitidis		+	
	Neisseria gonorrhoeae	+		
	Haemophilus influenzae		+	
	Haemophilus parainfl.		+	
	Haemophilus vaginalis		+	
	Listeria monozytogenes	+		
	Vibrio fetus		+	
	Corynebacterium			+
	Bacillus subtilis			+
	Bacteroides		+	
	Peptostreptococcus			+
	Veillonella			+
	Clostridium sp.		+	
	Bifidobacterium			+
	Eubacterium			+
	Mycobacterium tuberculosis			+
Viren	Zytomegalievirus	+		
	Herpes simplex (Typ 2)	+		
	Rubella			+
	Hepatitis B	+		
	Human papillomavirus			+
	Lymphocytic choriomeningitis virus			+

(Fortsetzung Tabelle 3)

Mikroorganismen		Assoziiert mit Erkrankungen des Neugeborenen		
		häufig	selten	unwahrscheinlich/ nicht assoziiert
	Human immundeficiency virus (HIV)		+	
Pilze	Candida albicans	+		
	Torulopsis glabrata			+
	Coccidioides immitis		+	
	Saccharomyces			+
Chlamydiaceae	Chlamydia trachomatis	+		
Mycoplasmataceae	Mycoplasma hominis		+	
	Ureaplasma urealyticum		+	
Protozoa	Toxoplasma gondii		+	
	Trichomonas vaginalis		+	

Tabelle 4. Stationär behandelte Patienten 1997 (ausgewählte Hauptdiagnosen)[5]

Hauptdiagnose	insgesamt	Steiermark
Infektiöse und parasitäre Krankheiten	54.196	6.937
Krankheiten des Nervensystems und der Sinnesorgane	151.315	20.365
Perinatale Affektionen	13.687	1.617
Kongenitale Missbildungen	16.378	2.599

Von der WHO wurden bereits 1968 Empfehlungen bezüglich der Vorfelduntersuchungen auf bestimmte Erkrankungen veröffentlicht. Darin werden 10 Punkte aufgelistet, die laut Empfehlung erfüllt werden sollten (Tabelle 5). An der Gültigkeit dieser Empfehlungen hat sich auch in den letzten Jahrzehnten nichts geändert. Sie können nach wie vor als Grundlage und Entscheidungshilfe bei gesundheitsrelevanten Fragestellungen dienen. Dabei wird jedoch betont, dass nicht nur ökonomische Gesichtspunkte die Entscheidung, eine Reihenuntersuchung einzuführen oder nicht,

---

[4] entnommen: Remington, J. S. und Klein, J. O. (2001). „Infectious diseases of the fetus and newborn infant."
[5] entnommen dem Gesundheitsstatistischen Jahrbuch 1997.

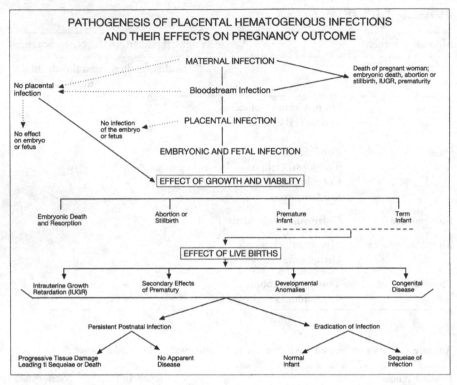

Grafik 2. Pathogenese der hämatogen infizierten Plazenta und deren Effekt auf den Ausgang der Schwangerschaft[6]

beeinflussen sollten, sondern auch moralische und ethische Kriterien mitberücksichtigt werden müssen. Wilson und Jungner, die beiden Herausgeber dieses „Public Health Papers", schreiben dezitiert [223]:

> „To be considered an important problem a disease need not necessarily have a high degree of prevalence … Thus conditions with serious consequences to the individual and his or her family in general may warrant relatively uneconomic screening measures …"

Im folgenden Bericht soll die Screeninguntersuchung auf konnatale CMV-Infektion unter gesundheitsökonomischen Gesichtspunkten untersucht werden. Diese Infektionserkrankung wird deshalb einer Evaluierung unterzogen, da (1.) der Erreger sowohl für den Tod als auch für Schädigun-

---

6 entnommen: Miller, R. A. und Thiede, H. A. (1994). „Trophoblast Research Volume 8: HIV, Perinatal Infections and Therapy."

Tabelle 5. Die 10 Punkte, die laut WHO-Empfehlung bei Reihenuntersuchungen erfüllt werden sollen[7]

---

1. The condition sought should be an important health problem.
2. There should be an accepted treatment for patients with recognized disease.
3. Facilities for diagnosis and treatment should be available.
4. There should be a recognizable latent or early symptomatic stage.
5. There should be a suitable test or examination.
6. The test should be acceptable to the population.
7. The natural history of the condition, including development from latent to declared disease, should be adequately understood.
8. There should be an agreed policy on whom to treat as patients.
9. The cost of case-finding (including diagnosis and treatment of patients diagnosed) should be economically balanced in relation to possible expenditure on medical care as a whole.
10. Case-finding should be a continuing process and not a „once and for all" project.

---

gen des Kindes verantwortlich ist [3, 11, 38, 86, 208, 217, 225] und (2.) dieser Erreger weltweit als die häufigste konnatale Infektionserkrankung angegeben wird [13, 15, 19, 20, 23].

Als Grundlage für diese Evaluierung dienen die 10 Punkte, die von der WHO als Kriterien für eine Screeninguntersuchung empfohlen werden. Soweit es möglich war, wurden österreichische Daten für diese Evaluierung herangezogen. Wo diese nicht zur Verfügung standen, wurden vergleichbare Zahlen aus dem Ausland verwendet bzw. durch statistische Verfahren an die österreichischen Verhältnisse angepasste Zahlen und Daten für etwaige Berechnungen herangezogen.

---

[7] Wilson, J. M. G. und Jungner, G. (1968). „Principles and Practice of Screening for Disease."

2 Das Zytomegalievirus

Das streng artspezifische Zytomegalievirus gehört zur Gruppe der β-Herpesviren. So wie alle anderen Vertreter dieser Gruppe bleibt es nach einer Primärinfektion latent im befallenen Organismus. In diesem Zustand ist die Produktion von infektiösen Partikeln unterbunden und die Zellen überleben. Das Virus kann jedoch wiederholt aus der Latenz zum lytischen Infektionszyklus reaktiviert werden – ein Vorgang, der sich durch das Wiederauftreten des gleichen oder eines zur Primärinfektion ähnlichen Erkrankungsbildes äußern kann (Sekundärinfektion).

Das Zytomegalievirus gehört zu den humanpathogenen Viren mit der höchsten Codierungskapazität. Das Genom des humanen Zytomegalievirus (Stamm AD 169) umfasst 229.354 Basenpaare und enthält die Information für etwa 200 Genprodukte. Etwa 30 Proteine weisen in ihrer Aminosäuresequenz eine signifikante Homologie mit entsprechenden Genprodukten von Herpes-simplex- oder anderen Herpesviren auf. Die Vermehrung des doppelsträngigen DNA-Genoms erfolgt im Zellkern, wo auch die Morphogenese erfolgt. Die das Capsid umgebende Hülle wird von der inneren Kernmembran gebildet. So wie alle Herpesviren codiert das Zytomegalievirus für mehrere Enzyme, die im Nucleinsäurestoffwechsel und bei der Genomreplikation aktiv sind. Die Wirtszelle, in denen sich Zytomegalieviren lytisch vermehren, sterben bei der Produktion von Nachkommenviren ab.

Die Inkubationszeit beträgt zwischen vier und acht Wochen. Bei immunkompetenten Personen verläuft die Primärinfektion meist asymptomatisch. Nur selten treten Erkrankungszeichen auf, die denen einer Mononucleose ähneln, nämlich Fieber, Lymphknotenschwellungen, Gastritis, Ösophagitis oder grippeähnliche Erscheinungen. Gelegentlich findet man Leuko- und Thrombozytopenien und atypische CD8-positive Lymphozyten sowie eine erniedrigte CD4-Zellzahl.

Im Verlauf der apparenten und wahrscheinlich auch der inapparenten Primärinfektion von immunkompetenten Personen gelangt das Zytomegalievirus bei der meist oralen Übertragung in die Speicheldrüsen und wird von hier hämatogen und auch zellgebunden verbreitet. Die Zellen des Gefäßendothels spielen bei der Ausbreitung des Virus in die verschiedenen Organe eine wichtige Rolle. Zytomegale Zellen sind in vielen Organen festzustellen, vor allem in den Speicheldrüsen, den Nieren und Nebennieren. Von diesen Regionen können Nekrosen ausgehen. Virale DNA lässt sich außerdem in histopathologisch unauffälligen Zellen im Myocard, in der Leber, der Milz, der Lunge, dem Knochenmark und den Nieren nachweisen. Das Virus kann auch im Blut in freier Form oder zellgebunden vorliegen, unter anderem in Endothelzellen und Granulocyten. Letzteres weist auf eine generalisierte Infektion hin. Das Virus verbleibt vermutlich in vielen Organen in einem latent-persistierenden Zustand, der auf molekularer Ebenen nicht charakterisiert ist. Da man es im Urin und auch im Speichel, dem Cervixsekret und der Samenflüssigkeit findet, müssen Zellen der entsprechenden Organe persistent und latent infiziert sein.

Ein entscheidendes Ereignis in der Pathogenese der konnatalen Zytomegalievirusinfektion ist der Übertritt des Virus vom mütterlichen in den kindlichen Kreislauf. Schon früh entstand die Hypothese, dass dies nur über eine Infektion der Plazenta möglich sein würde. Histologische Befunde, die einer Villitis entsprachen, wurden bei Plazenten konnatal CMV-infizierter Kinder gefunden. Weitere Befunde, die für eine Infektion der Plazenta mit Zytomegalieviren sprach, waren Thrombosen, Nekrosen und typische „Eulenaugenzellen" [24, 67]. Immunhistochemische Untersuchungen haben später gezeigt, dass in allen Zelltypen der Plazenta CMV-spezifische Proteine nachgewiesen werden können [192, 138]. Da jedoch gerade in Trophoblasten, die die eigentliche Barriere zwischen mütterlichem und kindlichem Kreislauf bilden, nur CMV-spezifische Proteine der frühen Replikationsphase, nicht jedoch der späten gefunden wurden, blieb der endgültige Beweis, dass eine vollständige Replikation mit entsprechender Virusvermehrung und Ausschleusung funktionsfähiger Viren aus Trophoblasten möglich ist, noch aus.

Erst vor kurzem konnte durch in vitro Versuche bewiesen werden, dass Trophoblasten vom Zytomegalievirus permissiv infiziert werden können [88, 97]. Im Unterschied zu anderen Zelltypen, ist der Replikationszyklus des Zytomegalievirus im Trophoblasten aber in etwa drei mal so lange, und erst nach 5 Tagen abgeschlossen. Auch die Menge des produzierten Virus ist bei Trophoblasten geringer, als zum Beispiel bei Fibroblasten. Für die Passage durch die Plazenta ist jedoch die Beobachtung wichtig, dass die von infizierten Trophoblasten gebildeten Viren an umliegende Zellen weitergegeben werden (Abb. 1), wodurch es schließlich zu einem Übertritt in das

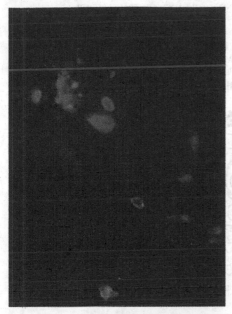

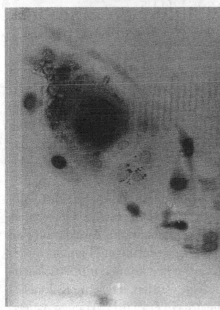

Abb. 1. Immunhistochemische Darstellung von CMV-infizierten Trophoblasten (spätes Stadium) und umgebenden Fibroblasten (frühes Stadium). Fluoreszenzmikroskopie: *Rot:* Trophoblasten; *Grün:* Fibroblasten. Lichtmikroskopie: *Dunkelbraun:* CMV-spezifisches Protein (CMV-LA) charakteristisch für späte Infektion. *Hellviolett:* CMV-spezifisches Protein (CMV-IEA) charakteristisch für frühe Infektion

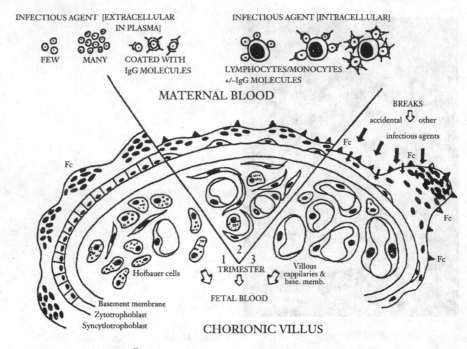

Grafik 3. Hämatogene Übertragung des Zytomegalievirus von der Mutter auf das Kind

kindliche Blut kommen kann (Grafik 3) [141]. Spätere in vitro Experimente haben gezeigt, dass die Virusfreisetzung sowohl in Richtung des mütterlichen, als auch in Richtung des kindlichen Kreislaufes möglich ist [98]. Unterschiedlich ist nur die Menge an freigesetztem Virus. Auf der Seite der Trophoblasten, die dem Kind zugewandt ist, wird nur weniger als 1% der gesamten freigesetzten Virusmenge abgegeben.

Diese Experimente, die an isolierten Trophoblasten durchgeführt wurden, werden durch solche Untersuchungen ergänzt, die intakte Gewebeteile der Plazenta benützten [66]. Dadurch ist eine stärkere Annäherung an physiologische Bedingungen gegeben, und Veränderungen, bedingt durch Interaktionen der unterschiedlichen Plazentazellen können mitberücksichtigt werden. In diesem Modell konnte gezeigt werden, dass eine Kolonisierung der Plazenta durch das Zytomegalievirus in etwa drei Wochen dauert. Die Weitergabe erfolgt durch sogenannten „cell-to-cell spread", also direkt von Zelle zu Zelle, was bedeutet, dass in jeder Zelle erst ein vollständiger Replikationszyklus ablaufen muss, bevor das Virus weitergereicht werden kann.

Neben morphologischen Veränderungen in der Plazenta werden durch das Zytomegalievirus auch funktionelle Veränderungen von Plazentazellen, vor allem von Trophoblasten verursacht. So wurde beschrieben, dass die Fähigkeit der Zytotrophoblasten, sich zu differenzieren und zu invadieren im Rahmen einer Infektion mit dem Zytomegalievirus beeinträchtigt wird [58]. Oberflächenmarker (HLA-G und HLA-C), die eine Zerstörung der Trophoblasten durch mütterliche NK-Zellen verhindern können, werden vermindert exprimiert [109]. Diese Beobachtungen könnten bis zu einem gewissen Grad erklären, dass es durch eine Verminderung der Funktion und Aufgaben der Plazenta zu einer Beeinträchtigung der Entwicklung des noch ungeborenen Kindes kommen kann, oder, vor allem im frühen Stadium der Schwangerschaft, eine Fehlgeburt möglich ist. Da es wenige bis gar keine Untersuchungen darüber gibt, wie häufig ein Abortus im ersten Trimester durch eine Zytomegalievirusinfektion bedingt ist, kann die klinische Relevanz dieser Beobachtungen nicht beurteilt werden. Trotz allem kann angenommen werden, dass eine Zytomegalievirusinfektion als Ursache für einen Spontanabort häufiger als bisher angenommen werden muss.

Welche Mechanismen dafür verantwortlich sind, dass während einer aktiven Infektion der Mutter die Plazenta und in Folge dessen das noch ungeborene Kind mit dem Zytomegalievirus infiziert wird, ist bis jetzt noch unbekannt. Ein wesentlicher Risikofaktor ist sicherlich die Art der Infektion, d.h. ob es sich um eine Primärinfektion der Mutter oder um eine Sekundärinfektion handelt [31, 125, 137, 184, 191, 200, 202], obwohl auch während Sekundärinfektionen Symptome beim infizierten Kind auftreten können [6]. Beobachtungen der letzten Zeit lassen die Vermutung zu, dass im Rahmen einer Sekundärinfektion weiter zwischen endogenen und exogenen Infektionen unterschieden werden muss, d.h. ob ein bereits latent vorhandenes Virus wieder in das aktive Replikationsstadium übertritt, oder eine Infektion mit einem neuen, bisher noch unbekannten Virusstamm stattfindet. So dürfte es sich bei einer Infektion des noch ungeborenen Kindes durch das Zytomegalievirus im Rahmen einer Sekundärinfektion der Mutter, also bei präexistierender Seropositivität der Mutter, um eine Infektion mit einem neuen Virusstamm handeln, der eine unterschiedliche Zusammensetzung der Epitope hat, wodurch vorhandene CMV-spezifische Immunglobuline eine geringere protektive Kapazität besitzen [34]. Unterschiedliche phänotypische und genotypische Eigenschaften der verschiedenen CMV-Stämme sowie deren Wirkung auf die Reaktion des mütterlichen Immunsystems dürfte einer der Hauptfaktoren sein, die die Übertragung von Mutter auf das noch ungeborene Kind beeinflussen.

Diese Heterogenität des humanen Zytomegalievirus ist auch eine der Schwierigkeiten, an denen die Produktion eines wirksamen Impfstoffes gegen CMV bisher gescheitert ist.

Da das Zytomegalievirus auch in der Cervixflüssigkeit von Schwangeren nachgewiesen werden kann [194], dürfte es neben dem hämatogenen Über-tragungsweg jedoch auch noch die Möglichkeit geben, dass das Zytomega-lievirus durch eine aszendierende Infektion das Amnion befällt und so in die Amnionflüssigkeit gelangt. Da es hierbei nicht primär zu einem Kontakt des Zytomegalievirus mit dem Blutkreislauf des Kindes kommt, kann in solchen Fällen eine Infektion des noch Ungeborenen ausbleiben.

3 Diagnose einer konnatalen CMV-Infektion

Es gibt mehrere Methoden, eine aktive CMV-Infektion zu diagnostizieren [10, 168, 219]. Grundsätzlich können drei verschiedene Ansätze gewählt werden:

- direkter Virusnachweis
- indirekter Virusnachweis
- serologische Methoden.

Beim direkten Nachweis wird das Virus entweder durch den so genannten zytopathischen Effekt (= Zellzerstörung durch eine Infektion) in der Gewebekultur (Fibroblastenkultur) oder die isolierte DNA mittels PCR nachgewiesen. Beim indirekten Nachweis werden mit Hilfe von CMV-spezifischen Antikörpern CMV-Proteine in infizierten Zellen (Shell Vial Assay, Early Antigen Nachweis) oder in polymorphonukleären Leukozyten des peripheren Blutes (pp65 Assay oder Antigenämie Assay) nachgewiesen. Bei den serologischen Methoden wird die humorale Immunantwort auf die Infektion mit CMV im peripheren Blut nachgewiesen. Detektiert können anti CMV IgM (positiv nach einer Episode der aktiven CMV-Infektion), anti CMV IgA (siehe anti CMV IgM) oder anti CMV IgG (persistiert ein Leben lang nach einer Primärinfektion, differentialdiagnostisches Kriterium zur Unterscheidung von Primär- und Sekundärinfektionen) werden.

Für den direkten Virusnachweis und den indirekten Virusnachweis (Ausnahme Antigenämie Assay) kann jegliches Patientenmaterial verwendet werden (Blut, Serum, Harn, Liquor, Sputum, etc.). In Abhängigkeit davon, welche Art von CMV-Infektion vorliegt bzw. welcher Patient infiziert ist, haben die unterschiedlichen Nachweismethoden für die CMV-Infektion unterschiedliche diagnostische Sensitivität und diagnostische Spezifität. Für die Diagnose der konnatalen CMV-Infektion liegen einige Untersuchungen vor, die die verschiedenen Methoden miteinander vergleichen (Tabelle 6, 7).

Tabelle 6. Vergleich verschiedener Methoden zur Diagnose von
konnataler CMV-Infektion

Autor	Jahr	Nachweismethode	Diagnostische Sensitivität	Diagnostische Spezifität
Donner et al	1993	Anti CMV IgM Serum Kind	69%	n.d.
Griffith et al	1982	Anti CMV IgM Serum Kind	n.d.	100%
Nelson et al	1995	Anti CMV IgM Serum Kind	22%	100%
		CMV PCR Serum	100%	100%
		CMV Harnkultur	100%	100%
Halwachs	2000	Anti CMV IgM Serum Kind	46%	100%
		Anti CMV IgM Serum Mutter	85%	96%

Tabelle 7. Diagnostische Tests für konnatale CMV-Infektion[8]

Virologische Testsysteme	Diagnostische Sensitivität		Diagnostische Spezifität	
	Nr.	%	Nr.	%
U-Microtiter, EA-MAb	18/19	94,5	0/1658	100
S-Microtiter, EA-MAb	13/13	100	0/744	100
Elektronenmikroskop	13/14	92	0/33	100
Rapid FA-Early AG	52/57	91	0/62	100
ELISA	26/36	72	0/16	100
DNA Hybridization	39/39	100	0/57	100
U-PCR	41/44	93	0/27	100

U = Urine, S = Saliva; EA = early antigen, MAb = monoclonal antibody,
FA = fluorescent antibody, PCR = polymerase chain reaction

   Die unterschiedliche Sensitivität und Spezifität gerade der serologischen
Parameter (anti CMV IgM) liegt einerseits in der mangelnden Reaktion des
kindlichen humoralen Immunsystems, andererseits in den unterschiedlichen Testprinzipien der Hersteller von anti CMV IgM Tests. In den letzten
Jahren wurde versucht durch die Verwendung von recombinaten CMV-spezifischen Proteinen eine Verbesserung der diagnostischen Sensitivität und
Spezifität zu erreichen [68]. Der Ersatz von nativen CMV-Proteinen durch
recombinante CMV-Proteine als Grundlage der Diagnostik konnte jedoch

---

[8] entnommen: Stagno, S. und Ireland, K. R. (1995). Congenital Zytomegalovirus Infection.
    Who Is at Risk? How Do You Diagnose It? Can It Be Treated? In „Clinical management
    of herpes viruses" (S. L. Sacks, Ed.)

nicht alle Probleme der serologischen Diagnostik lösen. Vor allem Kreuz-reaktionen mit anti Epstein-Barr Virus IgM, die ein falsch positives Ergeb-nis verursachen, treten auch bei den neueren Testsystemen auf, und sind vermutlich durch starke Homologien zwischen Glycin-Alanin Epitopen verursacht [178].

Laut Ho (1991) ist die verlässlichste Methode zum Nachweis einer kon-natalen CMV-Infektion die Virusisolation, üblicherweise aus dem Harn oder Rachenspülflüssigkeit, bzw. Speichel. Da bei 100% der konnatal CMV-infizierten Kindern mit dieser Methode eine Virusausscheidung nachgewiesen werden kann und diese Methode bei Kindern, die nicht kon-natal CMV-infiziert sind, negativ ist, wird diese Methode nach wie vor als „Gold Standard" für die Diagnose einer konnatalen CMV-Infektion ange-sehen. Wichtig dabei ist der Zeitpunkt der Diagnosestellung. So kann bei einem positiven Resultat in der ersten postnatalen Woche von einer konna-talen CMV-Infektion gesprochen werden. Ist der Test erst in der 3.–5. Wo-che positiv, so liegt eine postnatale CMV-Infektion vor. In der 2. postnata-len Woche kann sowohl eine konnatale CMV-Infektion als auch eine postnatale CMV-Infektion die Virusausscheidung verursachen, wobei aber die Wahrscheinlichkeit des Vorliegens einer konnatalen CMV-Infektion größer ist.

Wie bereits erwähnt, ist einer der Risikofaktoren für die Übertragung des Zytomegalievirus eine Primärinfektion der Mutter. Da die Infektion der Mutter während der Schwangerschaft meist inapparent verläuft, kann die Verdachtdiagnose nicht auf Grund der klinischen Symptomatik gestellt werden. Im Rahmen von Screeninguntersuchungen ist es aber durchaus möglich, dass zum Zeitpunkt der Blutabnahme die Schwangere schon mit einer anti CMV IgG Produktion auf die Infektion reagiert hat. Dadurch würden Frauen mit einem erhöhten Risiko der Virusübertragung nicht er-kannt werden. Untersuchungen der letzten Jahre haben jedoch gezeigt, dass die anti CMV IgG Produktion in den ersten Wochen nach einer Primärin-fektion sich von der anti CMV IgG Produktion zu einem späteren Zeit-punkt unterscheidet [12, 54, 120, 128, 147, 175]. Zwei Kriterien können als differentialdiagnostische Hilfsmittel zwischen Primär- und Sekundärinfek-tion bei positivem anti CMV IgG dienen:

1. **Avidität:** als Avidität wird die Stärke der Bindung von anti CMV IgG an spezifische CMV-Proteine bezeichnet. Diese ist in den ersten Wochen nach einer Primärinfektion schwächer ausgeprägt, und kann so einen Hinweis auf das Vorliegen einer Primärinfeketion trotz positivem anti CMV IgG liefern.

2. Anti-gB: Untersuchungen von Mach et al. haben gezeigt, dass in der Frühphase nach einer Infektion das anti CMV IgG gegen andere Proteine (sogenannte CMV-Phosphoproteine) gerichtet ist, als zu einem späteren Zeitpunkt. Erst nach ungefähr 6–8 Wochen setzt die Reaktion gegen sogenannte CMV-Glykoproteine ein. Das Glykoprotein B (gB) ist eines dieser Proteine, die sich hauptsächlich an der Oberflächenmembran des Zytomegalievirus befinden. Wird ein negatives anti-gB diagnostiziert, so ist das ein Hinweis auf das Vorliegen einer Primärinfektion, und Nachfolgeuntersuchungen (z.B. Untersuchung der Amnionflüssigkeit auf CMV) der Schwangeren wären gerechtfertigt, da bei der Frau ein größeres Risiko einer Virusübertragung besteht, als im Rahmen einer Sekundärinfektion.

Durch die Entwicklung von kommerziell erhältlichen und leicht durchzuführenden Testsystemen, mit denen entweder die Avidität oder das anti-gB bestimmt werden können ist eine genauere Differenzierung des Serostatus der Schwangeren im Rahmen von Screeninguntersuchungen und eine bessere Risikoabschätzung möglich.

4 Prävalenz

4.1 Gesamt

In den Publikationen zum Thema konnatale CMV-Infektion findet man in der Einleitung meist eine Angabe zur Prävalenz der konnatalen CMV-Infektion von 1% [37, 47, 50, 51, 77, 93, 166]. Da diese Angabe nicht spezifiziert wird, wurden Originalberichte zu dieser Thematik auf die darin angegebenen Prävalenzen und die für die Prävalenzbestimmung verwendeten Methoden evaluiert. Außerdem erschien es notwendig, die in einer eigenen Studie erhobene Prävalenz der konnatalen CMV-Infektion von 0,22% im Gesamtkontext zu überprüfen. In Tabelle 8 sind die Publikationen aufgelistet, die zu diesem Thema derzeit zur Verfügung stehen. Da im Allgemeinen die Prävalenzen sehr niedrig sind, wurde statistisch festgelegt, welche Anzahl von untersuchten Personen notwendig ist, um eine valide Aussage über die Prävalenz der konnatalen CMV-Infektion treffen zu können. Um die zu erwartende Prävalenz von 1% mit einer absoluten Genauigkeit von ±0,5% unter Annahme einer Sicherheitswahrscheinlichkeit von 95% zu schätzen, resultiert eine Fallzahl von knapp über 1500 Untersuchungen. Weiters wurden die Publikationen in Hinblick auf die verwendeten Untersuchungsmethoden geprüft. Da derzeit noch immer die CMV-Ausscheidung im Harn in der ersten postnatalen Woche als Gold Standard akzeptiert wird, wurden Publikationen, die rein auf Untersuchungen des Serums auf das Vorhandensein von CMV IgM oder unspezifischen IgM Erhöhungen basieren, exkludiert. Neben der Harnuntersuchung kann auch noch die Untersuchung anderer Körperflüssigkeiten, z.B. Speichel, auf das Vorhandensein von CMV als gültige Nachweis- und Diagnosemethode akzeptiert werden. Weiters wurden für die Prävalenzbestimmung nur solche Länder herangezogen, die eine vergleichbare sozioökonomische sowie ethnische Struktur aufweisen. Südamerikanische und Asiatische Länder etc. wurden exkludiert.

Tabelle 8. Publikationen zum Thema „Prävalenz der konnatalen CMV-Infektion"

Autor	Land	Ort	Jahr	Methode	n	k	P
Ahlfors et al (1982)	Schweden	Malmö	77–79	ELISA	4.382	19	0,43%
Ahlfors et al (1984)[1]	Schweden	Malmö	1984	Harn	10.328	50	0,48%
Ahlfors et al (1979)[2]	Schweden	Malmö	1979	Harn	2.200	7	0,32%
Andersen et al (1979)	Dänemark	Viborg/Aarhus	74–77	Harn, Serologie	3.060	11	0,36%
Balcarek et al (1993)	USA	Birmingham, AL	91/92	Harn, Speichel	1.870	31	1,66%
Barbi et al (1998)	Italien	Mailand u. Lombardei	94–95	Speichel	1.268	6	0,47%
Birnbaum et al (1969)[1]	USA	Bethesda, MD	1969	Harn	545	3	0,55%
Casteels et al (1999)	Belgien	Brüssel	96–98	Harn	3.075	15	0,49%
Collaborative Study (1970)	GB	Manchester	1970	Harn und Rachen	3.182	13	0,40%
Fernando et al (1993)	GB	London	82–84	Harn, Serologie	17.441	7	0,04%
Fowler et al (1993)	USA	Birmingham, AL	80–90	Harn	27.055	267	0,99%
Gold und Nankervis (1976)[1]	USA		1976	Harn	3.000	8	0,27%
Grangeot-Keros et al (1998)	Frankreich	Clamart	95/96	Kultur, PCR	4.512	9	0,20%
Greenough (1994)	GB	Wales	75–88		3.315	4	0,12%
Griffiths et al (1980)	GB	London	75–79	Harn	5.575	3	0,05%
Griffiths et al (1991)	GB	London	83–85	Harn	2.737	9	0,33%
Griffiths u. Baboonian (1984)	GB	London	75–82	Harn, NS-Serum	10.847	9	0,08%
Grillner et al (1988)	Schweden	Malmö	77–85	Serologie	16.474	76	0,46%
Halwachs-B. et al (2000)	Österreich	Graz	93–97	Harn, ELISA, PCR	5.967	13	0,22%
Hanshaw (1969)[1]	USA		1969	Harn	685	7	1,02%
Hanshaw et al (1976)	USA		1976	IgM (spezifisch)	8.644	53	0,61%
Hicks et al (1993)	USA	Birmingham, AL	85–91	Harn	12.371	167	1,35%
Ivarson et al (1997)	Schweden	Malmö	77–82	Harn	9.806	44	0,45%
Kamada et al (1983)[1]	Japan		1983	Harn	2.070	11	0,53%
Kumar et al (1984a)	USA	Cleveland, OH	71–78	Harn	3.253	7	0,22%
Larke et al (1980)	Kanada	Hamilton	73–76	Harn	15.212	64	0,42%

(Fortsezung Tabelle 8)

Autor	Land	Ort	Jahr	Methode	n	k	P
Levinsohn et al (1969)[1]	USA		1969	Harn	93	1	1,08%
MacDonald u. Tobin (1978)[2]	GB	Manchester		Rachen/Harnkultur	6.051	24	0,40%
Macris et al (1981)	USA	Atlanta, GA		Harn	3.056	49	1,60%
Mason et al (1976)[1]	USA		1976	Harn	953	9	0,94%
Melish und Hanshaw (1973)	USA	Rochester, NY	68–70	Harn	1.963	20	1,02%
Monif et al (1972)[1]	USA	Gainesville, FL	1972	IgM	9.100	22	0,24%
Murph et al (1998)	USA	eastern Iowa	89–94	Harn	7.229	35	0,48%
Nankervis et al (1984)	USA	Cleveland, OH	71	Harn	879	16	1,82%
Pannuti et al (1985)	Brasilien		1985	Harn	1.026	7	0,68%
Pannuti et al (1985)	Brasilien		1985	IgM	1.744	5	0,29%
Peckham et al (1987)	GB	London	1983	Harn	14.000	44	0,31%
Reynolds et al (1974)[1]	USA		1974	IgM	9.100	22	0,24%
Rowe et al (1956)[1]	USA		1956	Harn	108	0	0,00%
Stagno et al (1977a)	USA	Birmingham, AL	1977	Harn	939	23	2,45%
Stagno et al (1986)	USA	Birmingham, AL	1986	Harn	5.199	37	0,71%
Stagno et al (1980b)	USA	Birmingham, AL	76/77	Harn	1.412	31	2,20%
Stagno et al (1982c)	USA	Birmingham, AL	79–81	Harn	3.712	32	0,86%
Stagno et al (1982b)	USA	Birmingham, AL	82	Harn	5.155	59	1,14%
Starr und Gold (1969)[1]	USA	Cleveland, OH	1969	Harn	507	8	1,58%
Starr et al (1970)[2]	USA	Cleveland, OH	1970	Harn	2.147	25	1,16%
Stern (1968)[1]	USA		1968	Harn	118	3	2,54%
Tsai et al (1996)	China		96	Harn	1.000	18	1,80%
Yow et al (1988)	USA	Houston, TX	81–86	Harn, PCR	3.899	17	0,44%

n = Stichprobenumfang; k = Anzahl konnatal CMV-infizierter Kinder; P = Prävalenz konnatale CMV-Infektion

[1] entnommen: Ho (1991), „Zytomegalovirus: biology and infection."

[2] entnommen: Larke et al (1980). Congenital zytomegalovirus infection in an urban Canadian community. J.Infect.Dis. 142.

Zusammenfassend noch einmal die Einschlusskriterien:
1. Anzahl der untersuchten Personen: n > 1500
2. Untersuchungsmethode: Virusausscheidung im Harn oder anderen Körperflüssigkeiten (mit und ohne serologische Zusatzuntersuchung)
3. Untersuchungsort: Nordamerika und Europa.

Auf Grund dieser Ausschlusskriterien verblieben nur noch ein Teil der derzeit vorhandenen wissenschaftlichen Publikationen für eine Prävalenzbestimmung (Tabelle 9).

Eine Metaanalyse der Studien, die die Einschlusskriterien erfüllten, ergab sehr inhomogene Prävalenzschätzungen (p < 0.001, Signifikanz der χ^2-Teststatistik). Eine Teilung der Publikationen in solche, die aus Europa berichten, und solche, die aus Nordamerika berichten, ergab dann für Europa zwar noch immer eine inhomogene Verteilung, mit Prävalenzen von 0,04%–0,49% (Tabelle 10), jedoch ist mit Ausnahme einiger weniger „Ausreißerstudien" eine Gruppe von Studien mit homogenen Prävalenzschätzungen erkennbar.

In einem metaanalytischer Ansatz ist der Ausschluss von Studien rein auf Grund derer Ergebnisse grundsätzlich als problematisch anzusehen, jedoch läuft man ebenso Gefahr von Bias, wenn man „Ausreißerstudien" mit in die Analyse nimmt. Das sind leider manchmal Studien, bei denen anhand der Publikation nicht geklärt werden kann, warum deren Schätzungen so deutlich von den übrigen differierten, die Ursache kann in unserem konkreten Fall z.B. in Studienpopulationen aus unterschiedlichen Grundgesamtheiten oder unterschiedlichen verwendeten Screeningmethoden liegen.

Unter Berücksichtigung dieser Aspekte erwogen wir dennoch den Ausschluss aller Studien mit starken Abweichungen ($|P-P_{ges}|/sd(P)| > 3$) vom Gesamtmittel (mit * gekennzeichnet), womit für Europa eine Gruppe homogener Prävalenzschätzungen übrig bleibt ($\chi^2 = 11,7$; p = 0,3).

Aus dieser Gruppe ergab sich eine gepoolte Prävalenzschätzung der konnatalen CMV-Infektion von 0,35% (95% KI: 0,30–0,40%). Diese Prävalenzangabe ist zwar etwas höher, als die für Graz alleine erhobene von 0,22%. Da jedoch auch in der Steiermark mit Unterschieden in der sozioökonomischen Struktur zu rechnen ist, erscheint es plausibel, dass die Prävalenz für die gesamte Steiermark höher ist, als die für Graz alleine. In weiterer Folge wurde daher mit einer Prävalenz der konnatalen CMV-Infektion von 0,35% gerechnet. Für Nordamerika jedoch ergibt sich weiter eine sehr inhomogene Verteilung, mit Prävalenzen von 0,22%–2,2% (Tabelle 11). Der Grund dafür dürfte eine doch im Vergleich zu Europa unterschiedliche und inhomogene sozioökonomische Struktur in Nordamerika sein.

Tabelle 9. Liste der Publikationen, die die Einschlusskriterien erfüllten

Autor	Land	Ort	Jahr	Methode	n	k	P
Ahlfors et al (1984)	Schweden	Malmö	1984	Harn	10.328	50	0,48%
Ahlfors et al (1979)	Schweden	Malmö	1979	Harn	2.200	7	0,32%
Andersen et al (1979)	Dänemark	Viborg/Aarhus	74–77	Harn, Serologie	3.060	11	0,36%
Casteels et al (1999)	Belgien	Brüssel	96–98	Harn	3.075	15	0,49%
Collaborative Study (1970)	GB	Manchester	1970	Harn und Rachen	3.182	13	0,40%
Fernando et al (1993)	GB	London	82–84	Harn, Serologie	17.441	7	0,04%
Grangeot-Keros et al (1998)	Frankreich	Clamart	95/96	Kultur, PCR	4.512	9	0,20%
Griffiths et al (1980)	GB	London	75–79	Harn	5.575	3	0,05%
Griffiths et al (1991)	GB	London	83–85	Harn	2.737	9	0,33%
Griffiths u. Baboonian (1984)	GB	London	75–82	Harn, NS-Serum	10.847	9	0,08%
Halwachs-B. et al (1999)	Österreich	Graz	93–97	Harn, ELISA, PCR	5.967	13	0,22%
Ivarsson et al (1997)	Schweden	Malmö	77–82	Harn	9.806	44	0,45%
MacDonald und Tobin (1978)	GB	Manchester	77–82	Rachen/Harnkultur	6.051	24	0,40%
Peckham et al (1987)	GB	London	1983	Harn	14.000	44	0,31%
Balcarek et al (1993)	USA	Birmingham, AL	91/92	Harn, Speichel	1.870	31	1,66%
Fowler et al (1993)	USA	Birmingham, AL	80–90	Harn	27.055	267	0,99%
Gold und Nankervis (1976)	USA		1976	Harn	3.000	8	0,27%
Hicks et al (1993)	USA	Birmingham, AL	85–91	Harn	12.371	167	1,35%
Kumar et al (1984a)	USA	Cleveland, OH	71–78	Harn	3.253	7	0,22%
Larke et al (1980)	Kanada	Hamilton	73–76	Harn	15.212	64	0,42%
Macris et al (1981)	USA	Atlanta, GA		Harn	3.056	49	1,60%
Melish und Hanshaw (1973)	USA	Rochester, NY	68–70	Harn	1.963	20	1,02%
Murph et al (1998)	USA	eastern Iowa	89–94	Harn	7.229	35	0,48%
Stagno et al (1982c)	USA	Birmingham, AL	79–81	Harn	3.712	32	0,86%
Stagno et al (1982b)	USA	Birmingham, AL	82	Harn	5.155	59	1,14%
Stagno et al (1986)	USA	Birmingham, AL	1986	Harn	5.199	37	0,71%
Starr et al (1970)	USA	Cleveland, OH	1970	Harn	2.147	25	1,16%
Yow et al (1988)	USA	Houston, TX	81–86	Harn	3.899	17	0,44%

n = Stichprobenumfang; k = Anzahl konnatal CMV-infizierter Kinder; P = Prävalenz konnatale CMV-Infektion
Harn = Virusausscheidung im Harn, Speichel = Virusausscheidung im Speichel, Rachen = Virusausscheidung in Rachenspülflüssigkeit, PCR = polymerase chain reaction, NS-Serum = Nabelschnur-Serum, NS-Blut = Nabelschnurblut

Tabelle 10. Prävalenz konnataler CMV-Infektionen in Europa

Autor	n	k	P	sd(P)	95%	KI	χ^2-Anteil	$(P-P_{ges})/sd(P)$
Ahlfors et al (1979)	2.200	7	0,32%	0,07%	0,08%	0,55%	0,27	0,5
Ahlfors et al (1984)*	10.328	50	0,48%	0,12%	0,35%	0,62%	19,65	3,3
Andersen et al (1979)	3.060	11	0,36%	0,11%	0,15%	0,57%	1,13	1,0
Casteels et al (1999)	3.075	15	0,49%	0,13%	0,24%	0,73%	6,05	1,8
Collaborative Study (1970)	3.182	13	0,41%	0,11%	0,19%	0,63%	2,65	1,3
Fernando et al (1993)*	17.441	7	0,04%	0,02%	0,01%	0,07%	32,63	- 14,3
Grangeot-Keros et al (1998)	4.512	9	0,20%	0,07%	0,07%	0,33%	0,66	- 0,9
Griffiths et al (1980)*	5.575	3	0,05%	0,03%	-0,01%	0,11%	13,19	- 6,5
Griffiths et al (1991)	2.737	9	0,33%	0,03%	0,11%	0,54%	9,18	0,7
Griffiths u. Baboonian (1984)*	10.847	9	0,08%	0,11%	0,03%	0,14%	0,48	- 6,3
Halwachs-B. et al (1999)	5.967	13	0,22%	0,06%	0,10%	0,34%	0,43	-0,6
Ivarsson et al (1997)	9.806	44	0,45%	0,07%	0,32%	0,58%	13,20	2,8
MacDonald und Tobin (1978)	6.051	24	0,40%	0,08%	0,24%	0,55%	4,25	1,7
Peckham et al (1987)	14.000	44	0,31%	0,05%	0,22%	0,41%	1,51	1,2
Gesamt	98.781	258	0,26%	0,02%	0,23%	0,29%	105,28	(p<0,001)

Tabelle 11. Prävalenz konnataler CMV-Infektionen in Nordamerika

Autor	n	k	P	sd(P)	95%	KI	χ^2-Anteil	(P-P$_{ges}$)/sd(P)
Balcarek et al (1993)	1.870	31	1,66%	0,30%	1,08%	2,24%	12,88	2,7
Fowler et al (1993)	27.055	267	0,99%	0,06%	0,87%	1,10%	3,55	2,2
Gold und Nankervis (1976)*	3.000	8	0,27%	0,09%	0,08%	0,45%	12,81	- 6,2
Hicks et al (1993)*	12.371	167	1,35%	0,10%	1,15%	1,55%	31,13	4,8
Kumar et al (1984a)*	3.253	7	0,22%	0,08%	0,06%	0,37%	16,32	-7,9
Larke et al (1980)*	15.212	64	0,42%	0,05%	0,32%	0,52%	36,40	- 8,3
Macris et al (1981)*	3.056	49	1,60%	0,23%	1,16%	2,05%	18,21	3,3
Melish und Hanshaw (1973)	1.963	20	1,02%	0,23%	0,57%	1,46%	0,43	0,7
Murph et al (1998)*	7.229	35	0,48%	0,08%	0,32%	0,64%	12,85	- 4,5
Stagno et al (1980b)*	1.412	31	2,20%	0,39%	1,43%	2,96%	27,80	3,4
Stagno et al (1982c)	3.712	32	0,86%	0,15%	0,56%	1,16%	0,01	0,1
Stagno et al (1982b)	5.155	59	1,14%	0,15%	0,85%	1,43%	4,12	2,0
Stagno et al (1986)	5.199	37	0,71%	0,28%	0,48%	0,94%	1,66	- 1,2
Starr et al (1970)	2.147	25	1,16%	0,23%	0,71%	1,62%	1,98	1,3
Yow et al (1988)*	3.899	17	0,44%	0,11%	0,23%	0,65%	8,72	- 3,9
Gesamt	96.533	849	0,88%	0,32%	0,25%	1,51%	188,88	(p<0.001)

n = Stichprobenumfang; k = Anzahl konnatal CMV-infizierter Kinder; P = Prävalenz konnataler CMV-Infektion; sd(P) = Standardabweichung von P; 95% KI = 95% Konfidenzintervall

Schlussfolgerung daraus ist, dass Daten aus Nordamerika bezüglich der Prävalenz konnataler CMV-Infektionen nicht ohne weiteres auf Europa übertragbar sind, da die Prävalenzen erstens höher liegen und zweitens große Unterschiede zwischen den einzelnen Berichten vorliegen.

4.2 Inzidenz von CMV-Infektionen/Schwangerschaftstrimester

Da nicht nur die Gesamtprävalenz, sondern auch die Häufigkeit von Infektionen während der einzelnen Schwangerschaftstrimester vor allem für die Entscheidung bezüglich der Screeningmethoden von Bedeutung ist, wurden Daten zu diesem Bereich erhoben und in Tabelle 12 zusammengefasst.

Tabelle 12. Primäre CMV-Infektionen der Schwangeren nach Schwangerschaftstrimester

Autor	Jahr	Gesamtzahl untersuchter Schwangerer	1. Trimester	2. Trimester	3. Trimester
Monif et al[1]	1972	664	0	2	2
Stern und Tucker	1973	1.040	2	4	5
Gold und Nankervis[1]	1976	3.000	1	4	3
Stagno et al	1986	16.218	33	10	26
Kumar et al	1984a	3.253	1	5	8
Preece et al	1983	8.361	10	20	15

[1] entnommen aus Ho 1991

Neben der Anzahl der Infektionen von Schwangeren wurde auch noch die Übertragungsrate pro Schwangerschaftstrimester erhoben (Tabelle 13).

Tabelle 13. Übertragung von CMV nach Schwangerschaftstrimester (Anzahl der infizierten Mütter/Anzahl der infizierten Kinder)

Autor	Jahr	1. Trimester	2. Trimester	3. Trimester
Monif et al[1]	1972	0/0	2/2	2/2
Stern und Tucker	1973	2/2	4/2	5/1
Gold und Nankervis[1]	1976	1/0	4/1	3/3
Stagno et al	1986	33/17	10/6	26/14
Bodéus et al	1999a	25/9	49/22	49/38
Preece et al	1983	10/2	20/0	15/6

[1] entnommen aus Ho 1991

Es ist zu berücksichtigen, dass auf Grund der geringen Fallzahlen die Streuung zwischen den einzelnen Berichten bezüglich der Übertragungsrate sehr groß ist. Außerdem beziehen die vorliegenden Studien nur Primärinfektionen in ihre Analysen ein. Bezüglich Sekundärinfektionen während der Schwangerschaft und der Übertragungsrate pro Schwangerschaftstrimester liegen keine Daten vor. Sehr wohl gibt es aber Untersuchungen, die die Gesamtübertragungsrate ohne Berücksichtigung des Schwangerschaftstrimesters, jedoch unter Berücksichtigung des Serostatus der Schwangeren (Primärinfektionen, Sekundärinfektionen) bearbeiten. Diese Daten sind im nächsten Kapitel genauer aufgeschlüsselt.

4.3 Prävalenz konnataler CMV-Infektionen in Abhängigkeit vom Serostatus der Mutter

Eine – neben dem Schwangerschaftstrimester – weitere Variable, die einen Einfluss auf die Übertragungsrate von CMV von der Mutter auf das noch ungeborene Kind hat, ist der präexistente Serostatus der Mutter. Auch bezüglich dieses Punktes wurde die Literatur untersucht. Die erhobenen Daten sind in den folgenenden Tabellen (Tabelle 14 und 15) zusammengefasst.

Nach Ausschluss der Studien, die keine Gesamtzahl der untersuchten Schwangeren angegeben haben, oder weniger als 1000 Schwangere untersuchten, wurde mit den verbleibenden Studien eine Metaanalyse durchgeführt. Nach Ausschluss der Studien, deren Prävalenz sich signifikant von den übrigen unterschieden, ergab die Metaanalyse eine Prävalenz von primären CMV-Infektionen bei seronegativen Schwangeren von 1,20% (95% CI: 1,05%–1,34%) sowie eine Prävalenz der konnatalen CMV-Infektion in einer Population primär seronegativer Schwangeren von 0,54% (95% CI: 0,45%–0,64%). Werden nur die Publikationen herangezogen, die Daten zur Anzahl der Primärinfektion (n = 634) und Übertragung auf das Kind (n = 279) bekanntgeben, so ergibt sich eine geschätzte Übertragungsrate von 44%. Eine Metaanalyse ist auf Grund des geringen Stichprobenumfanges nicht möglich. Weiters ist zu berücksichtigen, dass die Angaben zur Übertragunsrate der einzelnen Publikationen weit streut (21%–75%).

Die selben Untersuchungen wurden auch bezüglich Sekundärinfektionen bei Schwangeren und Übertragung des Virus auf das Kind durchgeführt (Tabelle 15).

Auch hier wurde nach Ausschluss der Publikationen, die Angaben weder zur Gesamtzahl der untersuchten Schwangeren noch zu infizierten Kindern nach Sekundärinfektionen gemacht hatten, die Prävalenz von konnataler

Tabelle 14. Primärinfektionen von Schwangeren und Übertragung auf das Kind

Autor	Jahr	Gesamtzahl Schwangere	Primär- infektionen Schwangere	Kon CMV inf. Kinder absolut	%
Ahlfors et al	1999	1218	14	6	43
Stagno et al	1986	4692*	77	30	39
Ahlfors et al	1982	1175	14	7	50
Nankervis et al	1984	379	5	1	20
Donner et al	1993		32	12	38
Bodéus et al	1999b		112	76	68
Kumar et al	1984a	1404	14	7	50
Nigro et al	1999		25	11	44
Preece et al	1983		46	9	20
Stern und Tucker	1973	270	11	5	45
Griffiths et al	1980	1608	14	3	21
Grant et al[1]	1981	1841	13	5	38
Stagno et al[1]	1981	1203*	17	8	47
Stagno et al	1982c	179	4	3	75
Liesnard et al	2000		133	39	29
Gold und Nankervis[2]	1976	3000	8	4	50
Monif**	1972	9100		22***	
Stagno et al	1986	5199	59	37	63
Yow et al	1987	1940	21	7	33

* high/middle income
** konnatale CMV-Infektion wurde durch die CMV IgM Bestimmung im Nabelschnur-blut festgestellt
*** Monif et al wurde nicht berücksichtigt, da keine Angaben bezüglich der Anzahl von Primärinfektionen von Schwangeren vorhanden ist
[1] entnommen aus Stagno et al (1982a)
[2] entnommen aus Ho 1991

CMV-Infektion bei Frauen mit präexistierender CMV-spezifischer humo-raler Immunantwort errechnet. Bei einer Gesamtzahl von Frauen von 9.399 und 78 konnatal infizierten Kindern ergibt dies eine Prävalenz von 0,83% (95% CI: 0,65%–1,01%). Werden nur die Publikationen herangezogen, die Daten zu Anzahl der Sekundärinfektionen (n = 221) und Übertragung auf das Kind (n = 44) bekannt geben, so ergibt dies eine Übertragungsrate nach Sekundärinfektionen von 19,91% (95% CI: 14,64%–25,17%) (Tabelle 16). Bei der Beurteilung dieser Daten ist zu berücksichtigen, dass die Anzahl der Studien gering ist und vor allem bei der Schätzung der Übertragungsrate die Fallzahlen klein und die daraus resultierenden Streuungen groß sind.

Tabelle 15. Sekundärinfektionen bei Schwangeren und Übertragung auf das Kind

Autor	Jahr	Gesamtzahl Schwangere	Primär-infektionen Schwangere	Kon. CMV inf. Kinder absolut	%
Bodéus et al	1999b		77	22	29
Nankervis et al	1984	710		15	
Nigro et al	1999		45	3	7
Stagno et al	1977a	939	23		
Schopfer et al	1978	2032		28	
Ahlfors et al	1982	3164		12	
Liesnard et al	2000		77	16	21
Stagno et al	1982c	2330		20	
Yow et al	1987	1163	22	3	14
Gesamt			244	119	

Tabelle 16. Risiko einer CMV-Übertragung in Abhängigkeit vom mütterlichen Serostatus

Serostatus/ Mutter	Gesamtzahl Mütter	Konnatal CMV-infizierte Kinder	Prävalenz konnataler CMV-Infektion	Aktive CMV-Infektion Mütter	Übertragungs-risiko
Seronegativ	20.280	243	0,54%*	634	44%
Seropositiv	9.399	78	0,83%*	221	19,90%

* Prozentsatz gewichtet bei n (ungewichtet: 0,49%)

5 Die Folgen konnataler CMV-Infektion

Präexistierende humorale Antikörper der Schwangeren gegen CMV können im Gegensatz zu anderen Infektionen (z.B. Röteln) eine Übertragung des Virus auf das Kind nicht verhindern. Jedoch wurde immer wieder beschrieben, dass die Symptome beim infizierten Kind von seropositiven Müttern geringer ausgeprägt sind als bei infizierten Kindern von primär seronegativen Müttern. Auch diese Hypothese wurde einer genaueren Analyse unterzogen.

In Tabelle 17 sind die Studien aufgelistet, die Angaben zum Anteil der symptomatisch CMV-infizierten Kinder an der Gesamtzahl konnatal CMV-infizierter Kinder geben. Dabei wurde der Serostatus der Mutter nicht berücksichtigt.

Tabelle 17. Anteil der symptomatisch CMV-infzierten Kinder (unselektierte Neugeborene)

Autor	Jahr	Gesamtzahl konnatale Infektionen Kinder	Symptomatisch
Stern[1]	1968	3	3
Levinsohn et al[1]	1969	1	0
Starr und Gold[1]	1969	8	1
Birnbaum et al[1]	1969	5	3
Hanshaw[1]	1969	7	3
Collaborative Study	1970	13	0
Reynolds et al[1]	1974	22	0
Hanshaw et al	1976	53	15
Mason et al[1]	1976	9	0
Kamada et al[1]	1983	11	0
Ahlfors et al[1]	1984	50	9
Peckham et al	1983	42	17

[1] entnommen aus Ho 1991

Auffallend ist, dass bei diesen Studien ein ausgesprochen großer Bereich des Risikos, Symptome nach eine konnatalen CMV-Infektion zu bekommen, angegeben wurde (0%–100%). Es wurde darum eine genauere Analyse durchgeführt unter Berücksichtigung des Serostatus der Mutter. In Tabelle 18 sind die Publikationen mit entsprechenden Angaben aufgelistet, die die Folgen konnataler CMV-Infektionen nach Primärinfektionen der Mutter beschreiben, in Tabelle 18 sind die Publikationen aufgelistet, die die Folgen konnataler CMV-Infektionen nach Sekundärinfektion der Mutter auflisten. Auffallend ist, dass die Daten weit streuen (Primärinfektionen: 0%–100% Folgeerkrankungen, Sekundärinfektionen: 0%–40% Folgeerkrankungen). Das ist auf die geringe Fallzahl und die geringe Anzahl von Publikationen, die dieses Thema gründlich behandeln, zurückzuführen. Eindeutig ist jedoch, dass das Risiko des Neugeborenen eine symptomatische konnatale CMV-Infektion zu haben in der Gruppe, die nach Primärinfektionen der Mutter infiziert wurde höher ist, als in der Gruppe, die nach Sekundärinfektionen der Mutter infiziert wurde (33% vs. 14%).

Tabelle 18. Folgen von konnatalen CMV-Infektionen nach Primärinfektionen der Mutter

Autor	Jahr	Konnatal CMV-infizierte Kinder	asympt. absolut	asympt. %	sympt. absolut	Sympt. %
Ivarsson et al	1997	17	12	70,6	5	29,4
Kumar et al	1984a	7	5	71,4	2	28,6
Casteels et al	1999	9		0,0	9	100,0
Boppana et al	1999	8		0,0	8	100,0
Fowler	1992	132	88	66,7	44	33,3
Stern und Tucker	1973	5	4	80,0	1	20,0
Gold und Nankervis[1]	1976	8	4	50,0	4	50,0
Monif et a[1]	1972	22	22	100,0	0	0,0
Stagno et al	1986	37	29	78,4	8	21,6

[1] entnommen aus Ho 1991

Diese Daten stehen im Gegensatz zu den von Stagno publizierten Daten, der für konnatal CMV-infizierte Kinder nach Sekundärinfektionen der Mutter ein viel geringeres Risiko angibt, Symptome zu bekommen (Grafik 4), nämlich nur 0%–1% (vs. 14,07% lt. Tabelle 19). Grund dafür dürfte sein, dass vor allem neuere Studien [33, 40] ein höheres Risiko für konnatal CMV-infizierte Kinder nach Sekundärinfektionen der Mutter angeben.

Tabelle 19. Folgen von konnatalen CMV-Infektionen nach Sekundärinfektionen der Mutter

Autor	Jahr	Konnatal CMV-infizierte Kinder	asympt. absolut	asympt. %	sympt. absolut	Sympt. %
Boppana et al	1999	36	28	77,8	8	22,2
Casteels et al	1999	5	3	60,0	2	40,0
Ivarsson et al	1997	10	10	100,0	0	0,0
Fowler	1992	64	55	85,9	9	14,1
Stagno	1982c	27	27	100,0	0	0,0

Das sind Studien, die auf Grund der höheren Sensitivität und Spezifität diagnostischer Methoden, eine bessere diagnostische Hilfestellung hatten.

Beim Vergleich der in Tabelle 18 und 19 angegebenen Daten mit den von Stagno publizierten Daten ist zu berücksichtigen, dass bei den in den Tabellen unter „symptomatisch" subsummierten Zahlen sowohl die bei Geburt als auch die im Laufe der ersten Lebensjahre auftretenden Symptome enthalten sind, Stagno diese beiden Arten von Symptomen jedoch unterscheidet.

Natürlich sollte der Vollständigkeit halber auch in Erwägung gezogen werden, dass es bezüglich der konnatalen CMV-Infektion in den letzten Jahren zu epidemiologischen Änderungen gekommen sein könnte, wodurch die höhere Prävalenz von symptomatischen konnatalen CMV-Infektionen nach Sekundärinfektionen der Mutter hervorgerufen werden könnte. Da es bisher dazu aber keine ausreichenden Studien gibt, muss diese Überlegung in dem Bereich der Spekulation angesetzt werden und soll in der weiteren Folge der Analyse keine Auswirkungen haben.

Um die Symptome nach konnataler CMV-Infektion besser beurteilen zu können, wurden diese aufgeschlüsselt in „asymptomatisch aber Folgeerkrankungen", „symptomatisch mit Todesfolgen", „symptomatisch ohne Todesfolgen, jedoch mit Folgeerkrankungen" und „Symptomatisch ohne Todesfolgen und ohne Folgeerkrankungen". Diese Aufschlüsselungen sind in Tabelle 20 und 21 gezeigt.

Auf Grund dieser Daten ist festzustellen, dass bei konnatal CMV-infizierten Kindern nach Primärinfektion der Mutter der Anteil der bereits bei der Geburt symptomatischen Kinder größer ist, dafür der Anteil der Kinder, die asymptomatisch bei der Geburt sind, dann jedoch Spätfolgen entwickeln, in der Gruppe der konnatal CMV-infizierten Kinder nach Sekundärinfektionen der Mutter höher ist.

Consequences of CMV pregnancy

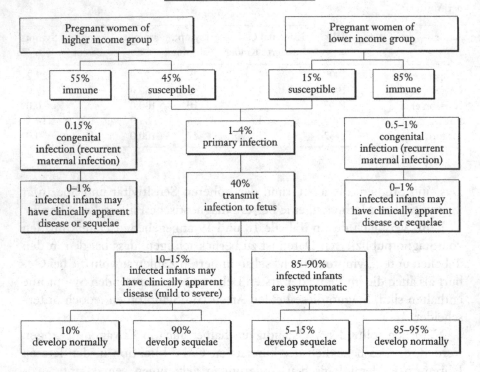

Grafik 4. Folgen von CMV-Infektionen in der Schwangerschaft[9]

Tabelle 20. Anzahl Fälle mit Symptomen konnataler CMV-Infektion nach Primärinfektion der Mutter

Autor	Jahr	sympt. absolut	asympt + Spätfolgen	sympt./ tödlich	sympt.	sympt. + Spätfolgen
Ivarsson et al	1997	5			3	2
Kumar et al	1984	2		1	1	
Casteels et al	1999	9		1	7	1
Boppana et al	1999	8			5	3
Fowler	1992	44	20	3		21
Stern und Tucker	1973	1			1	
Gold und Nankervis	1976	4			4	
Monif et al	1972	0				
Stagno et al	1986	8			8	

[9] entnommen: Remington, J. S. und Klein, J. O. (2001). „Infectious diseases of the fetus and newborn infant."

Tabelle 21. Anzahl Fälle mit Symptomen konnataler CMV-Infektion nach Sekundärinfektion der Mutter

Autor	Jahr	sympt. absolut	asympt + Spätfolgen	sympt./ tödlich	sympt.	sympt. + Spätfolgen
Boppana et al	1999	8			2	6
Casteels et al	1999	2	1	1		
Ivarsson et al	1997	0				
Fowler	1992	9	9			
Stagno	1982c	0				

Tabelle 22. Häufigkeit von Symptomen bei konnataler CMV-Infektion zum Zeitpunkt der Geburt bzw. im ersten postnatalen Monat nach ihrer Häufigkeit geordnet

Symptome	Fowler et al 1992 (n = 24) Anzahl (%)*	Istas et al 1995 (n = 285) Anzahl (%)	Larke et al 1980 (n = 64) Anzahl (%)	Boppana et al 1999 (n = 16) Anzahl (%)	Barbi et al 1996 (n = 26) Anzahl (%)	Gesamt (n = 415) abso-lut	%
Petechien	14 (58)	154 (54)	5 (8)	9 (56)	1 (3,8)	183	44
IUGH**	8 (33)	135 (47)	5 (8)	4 (25)		152	36
Ikterus	15 (62)	108 (38)	12 (19)	7 (44)	1 (3,8)	143	34
Hepatospleno-megalie	12 (50)	114 (40)	6 (9)	4 (25)	1 (3,8)	137	33
Intrakranielle Verkalkungen		106 (37)	8 (12)		1 (3,8)	117	28
Mikrocephalus	5 (21)	104 (36)	0	6 (37)		115	28
Unerklärbare Abnor-malitäten (inkl. neurol. Abnorm.)		78 (27)	9 (14)		11 (42)	98	23
Pneumonie		28 (8)	2 (3)		3 (11,5)	33	8
Hämolytische Anämie		32 (11)				32	8
Chorioretinitis		30 (11)	0			30	7
Anfälle		30 (11)				30	7
Tod	1 (4)	25 (9)				26	6
Frühgeburt***	6 (25)		11 (17)	5 (31)		22	5
Geringes Geburts-gewicht (> 2500g)			14 (22)			14	3
Hepatitis					8 (31)	8	2
Hydrocephalus	1 (4)					1	0,2

* Symptome nach Primärinfektionen der Mutter; die betroffenen Kinder konnten ein oder mehrere dieser Symptome haben.

** Intrauterine growth retardation, definiert als ein Geburtsgewicht unter der 10. Perzentile des Gestationsalters.

*** Jede Geburt vor der vollendeten 37. Schwangerschaftswoche.

Um eine genauere Beurteilung der Symptomatik konnatal CMV-infizierter Kinder auch in Hinblick auf Auswirkungen therapeutischer Interventionen machen zu können, wurden die Art der auftretenden Symptome nach Häufigkeit geordnet und ebenfalls tabellarisch dargestellt. Dabei sind in Tabelle 22 die Symptome zum Zeitpunkt der Geburt bzw. im ersten postnatalen Monat aufgelistet, in Tabelle 23 sind die Spätfolgen im Rahmen konnataler CMV-Infektion aufgelistet, wobei hier keine Unterscheidung gemacht wurde, ob die Kinder zum Zeitpunkt der Geburt asymptomatisch oder symptomatisch waren.

Gezielte Untersuchungen gibt es zur Problematik der Hörschäden bei konnatal CMV-infizierten Kindern, wobei diese sowohl bei primär asymptomatischen, als auch bei symptomatischen Kindern auftreten können [48, 61, 63, 195, 222].

Tabelle 23. Spätsymptome bei konnataler CMV-Infektion nach ihrer Häufigkeit geordnet, unabhängig von der Symptomatik bei der Geburt bzw. im ersten postnatalen Monat

	Ahlfors et al 1999 (n = 60)	Boppana et al 1999 (n = 52)*	Fowler et al 1997*** (n = 307)**	Fowler et al 1992 (n = 176)	Hanshaw et al 1976 (n = 44)**	Peckham et al 1987 (n = 156)
Symptome	Anzahl (%)	Anzahl (%)	Anzahl (%)	Anzahl (%)	Anzahl (%)	Anzahl (%)
Keine Spätsymptome	49 (82)	30 (58)	285 (93)	140 (79)	28 (64)	10 (6)
Ein oder mehrere Symptome	11 (18)	22 (42)	22 (7)	36 (21)	16 (36)	146 (94)
Schwerhörigkeit	5 (8)	9 (17)	22 (7)	21 (12)	5 (13)	102 (65)
Mentale Retardierung	4 (6,6)	6 (12)		9 (5)	13 (29)	28 (18)
Cerebrale Parese	4 (6,6)	6 (12)		1 (0,6)		
Krampfanfälle	1 (1,6)	2 (4)		6 (3,4)		
Entwicklungsstörung	5 (8)					16 (10)
Chorioretinitis		4 (8)		8 (5)	1 (2)	
Microcephalus				7 (4)	7 (16)	
Tod				3 (2)		

(Fortsetzung Tabelle 23)

	Ramsey et al 1991 (n = 65)*	Saigal et al 1982 (n =53)	Boppana et al 1997 (n =56)*	Gesamt (n = 969)	Gesamt (o. Ramsey et al 1991) (n = 904)
Symptome	Anzahl (%)	Anzahl (%)	Anzahl (%)	Anzahl (%)	Anzahl (%)
Keine Spätsymptome	36 (55)	42 (79)	16 (29)	636 (66)	600 (66)
Ein oder mehrere Symptome	29 (45)	11 (21)	40 (71)	333 (34)	304 (34)
Schwerhörigkeit	7 (11)	7 (13)	33 (59)	211 (22)	204 (23)
Mentale Retardierung	22 (34) ****		30 (54)	215 (22)	90 (10)
Cerebrale Parese		1 (2)	23 (41)		35 (4)
Krampfanfälle			6 (11)		15 (2)
Entwicklungsstörung			32 (57)		53 (6)
Chorioretinitis			7 (12)	20 (2)	20 (2)
Microcephalus				14 (1,4)	14 (1,5)
Tod		3 (6)		6 (0,4)	6 (0,7)

*   nur konnatal CMV-infizierte Kinder, die bei der Geburt symptomatisch waren
**   nur konnatal CMV-infizierte Kinder, die bei der Geburt asymptomatisch waren
***   untersucht wurden die Kinder nur auf ihre Hörleistung
**** Motorische oder psychomotorische Probleme, eine genauere Differenzierung wurde nicht vorgenommen

6 Prävalenz von CMV IgG bei Schwangeren im Einzugsgebiet LKH/Universitätsklinikum Graz

Im Rahmen einer Studie, die gemeinsam mit der Universitätsklinik für Frauenheilkunde und Geburtshilfe (Univ.-Prof. Dr. Häusler) seit Herbst 1999 durchgeführt wird, wurden Sera von Schwangeren auf das Vorhandensein von CMV-IgG und CMV-IgM untersucht. Die Studie war von der Ethikkommission genehmigt, die Frauen wurden durch ein Merkblatt informiert und die Teilnahme an der Studie war freiwillig.

Insgesamt wurden 947 Schwangere untersucht. Davon waren 486 CMV-IgG positiv (51%; 95% CI: 48,1%–54,5%). Es konnte kein wesentlicher Unterschied der Seroprävalenz von CMV-IgG in Abhängigkeit vom Alter festgestellt werden (Tabelle 24).

Tabelle 24. Seroprävalenz von CMV-IgG in Abhängigkeit vom Alter

Alter	Anzahl	Serostatus (n)		Serostatus (%)	
		positiv	negativ	positiv	negativ
< 20 a	35	19	16	54	46
20–30 a	356	180	176	51	49
30–40 a	521	269	251	52	48
> 40 a	35	18	17	51	49

In der Gruppe der seronegativen Schwangeren wurde bei 5 Frauen (1,08%) ein eindeutig positives CMV-IgM-Resultat erhoben. Bei den seropositiven Schwangeren konnte eine derart klare Aussage bisher nicht getroffen werden, da sich relativ viele Frauen im Grenzbereich (CMV-IgM-Index: 0,5–0,6) befanden (n = 36), die jedoch zu keiner Kontrolluntersuchung kamen, wodurch eine Beurteilung, die nur im Rahmen einer Verlaufskontrolle möglich wäre, nicht gegeben war. Bei 18 Schwangeren wurden eindeutig ein positives CMV-IgM festgestellt. Trotzdem kann auf Grund der vorliegenden Daten keine zuverlässige Aussage bezüglich der

Prävalenz von CMV-IgM bei seropositiven Schwangeren im Einzugsgebiet Graz getroffen werden.

Bezüglich der Übertragungsrate in dem untersuchten Kollektiv ist derzeit keine Aussage möglich, da der Beobachtungszeitraum zu kurz ist.

7 Zusammenfassung

Für die Zusammenfassung bezüglich konnataler CMV wurden so weit wie möglich die für den Raum Steiermark zur Verfügung stehenden Daten verwendet. Dort, wo dies nicht möglich war, wurden die aus der Literatur erhobenen Daten eingefügt. Grundsätzlich stimmen die so erhobenen Daten gut mit denen von Einzelberichten überein, wobei die Unterschiede hauptsächlich durch lokale Gegebenheiten (eigene Daten aus dem Einzugsgebiet des LKH/Universitätsklinikum Graz), bzw. durch eine Bereinigung der Unterschiede in der Literatur durch die Anwendung von Metaanalysen zustande kommen. Im Allgemeinen ist jedoch zu sagen, dass die in der Grafik 5 dargestellten Daten mit den im Bereich Steiermark vermuteten Daten realistisch übereinstimmen könnten, sodass diese Daten für die weitere Kostenanalyse herangezogen wurden. Die vorliegenden Daten und die damit verbundene Annahme schließen jedoch nicht aus, dass in Zukunft, wenn für den Raum Steiermark genauere Daten zur Verfügung stehen, eine Reevaluierung der Kosten notwendig ist.

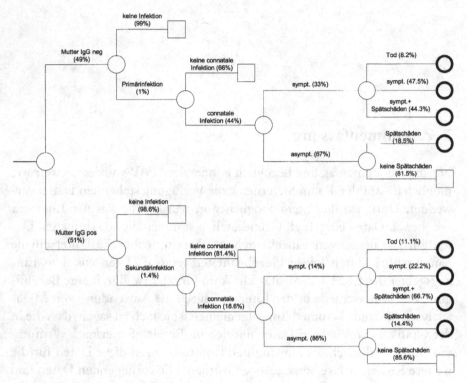

Grafik 5. Zusammenfassung konnatale CMV

8 Kosten

8.1 Durch konnatale CMV entstehende Kosten

Da für Österreich nur sehr wenig genaue Daten vorhanden sind, die in eine Kostenrechnung im Bereich des Gesundheitswesens verwendbar sind, wurde grundsätzlich auf die Publikation von Porath et al (1990) zurückgegriffen und nur dort, wo lokale Daten vorhanden sind, diese verwendet. Leichte Modifikationen im Vergleich zur Publikation von Porath et al wurden auch in folgenden Bereichen vorgenommen:

1. Die im Flussdiagramm von Porath et al vorgenommene Unterscheidung zwischen „Pneumonie des Neugeborenen" und „symptomatischer konnataler CMV ohne Spätfolgen" wurde nicht beibehalten, da kein Unterschied bezüglich der Kosten anzunehmen ist.

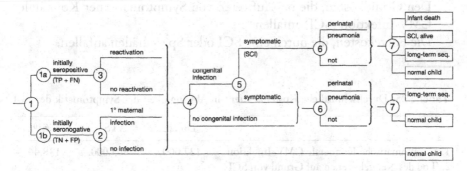

Grafik 6. Flussdiagramm von Porath et al
Knoten (1): Basisbereich Seroprävalenz für junge Frauen in den USA (55%–70%); Knoten (2): Primärinfektionsrate der Mütter; Knoten (3): Reaktivierungsgrad während der Schwangerschaft [2] & [3] hängen von verschiedenen (v. a. sozioökonomischen) Faktoren ab, 0,2%–1,5% bei 55% Seroprävalenz, 1,5%–2,5% bei 70% Seroprävalenz (gilt für [2] & [3]); Knoten (4): Übertragungsrate der CMV-Infektion der Mutter auf den Fötus (ca. 1/3); Knoten (5): Wahrscheinlichkeit, dass aus primärer konnataler CMV-Infektion symptomatische Erkrankung folgt (10%; davon 25% letal); Knoten (6): Perinatal erworbene CMV-Pneumonie (2%; davon bis zu 10% letal); Knoten (7): Symptomatisch mit Spätfolgen

2. Die von Porath et al unterschiedene „Pneumonie ohne konnatale CMV"
   und „Pneumonie mit konnataler CMV" wurde nicht beibehalten, da für
   die Berechnung der Kosten der konnatalen CMV die „Pneumonie ohne
   konnatale CMV" nicht von Bedeutung ist.

Um die Unterschiede zu dem dieser Arbeit zugrundeliegenden Flussdiagramm (Grafik 5) beurteilen zu können, ist das Flussdiagramm von Porath et al als Grafik 6 aufgenommen worden.

8.2 Kostenrechnungsmodell lt. Porath et al 1990
(North Carolina, USA) (164)

In diesem Modell sind nur die **direkten** Kosten berücksichtigt. Indirekte
Kosten wie Einkommensverlust und Verlust der Lebensqualität sind in die
Kostenberechnung nicht eingegangen. Weiters sind die Kosten pro Person
angeführt. Die Kostenrechnung von Porath et al beruht auf der Basis des
Jahres 1988 und berücksichtigt eine Diskontrate von 5%. Diese Kosten-
rechnung wurde für die Steiermark übernommen, wobei der Dollar mit
ATS 15,– berechnet wurde. Die daraus errechneten Gesamtkosten für die
Steiermark ergeben sich aus der für den Raum Steiermark erwarteten
Prävalenz.

Die von Porath et al. errechneten Kosten setzen sich aus zwei Teilberei-
chen zusammen:
– Den Grundkosten, die bei Auftreten von Symptomatischer Konnataler
  CMV-Infektion (SCI) anfallen
– Die Folgekosten, die durch eine SCI oder Spätschäden anfallen.

Tabelle 25. Durchschnittliche Kosten/Patient in Abhängigkeit der Symptomatik der SCI

	Dollar	ATS	€[10]
1. Symptomatische Konnatale CMV-Infektion	127.000,–	1.905.000,–	138.442,–
2. Tod des Neugeborenen auf Grund von SCI oder perinataler Pneumonie	21.000,–	315.000,–	22.892,–
3. Pneumonie des Neugeborenen	7.200,–	108.000,–	7.849,–
4. Späte Schäden während der Kindheit	53.000,–	795.000,–	57.775,–

---

[10] Euro-Beträge werden im Folgenden zum offiziellen Umrechnungskurs von 13,7603 berechnet und danach gerundet

Erläuterungen zu Tabelle 25:

1. Symptomatische Konnatale CMV-Infektion

Grundkosten:
Kosten hospitalisierter Patienten:
- 67% der Patienten sind durchschnittlich für 7 Tage hospitalisiert: $ 200,–/d (ATS 3.000,–; € 218,–)
- 33% der Patienten sind durchschnittlich für 14 Tage hospitalisiert: $ 200,–/d (ATS 3.000,–; € 218,–)
- 100% der Patienten benötigen eine zusätzliche Diagnostik und Behandlung im gleichen Ausmaß der täglichen inklusiv Kosten
- 100% der Patienten benötigen eine zusätzliche Betreuung und Behandlung von $ 200,–/d (ATS 3.000,–; € 218,–)
- 100% der Patienten benötigen ärztliche Nachfolgeuntersuchungen von $ 50/Arztbesuch (ATS 750,–; € 55,–)

Durchschnittliche Gesamtkosten:
- ~ $ 5.700,–/Patient (ATS 85.500,–; € 6.214,–)

Folgekosten:
SCI (chronische neurologische Spätfolgen bei symptomatischer konnataler CMV-Infektion):
- Gesamte jährliche Kosten für Bchandlung und/oder Betreuung $ 2.000,– (ATS 30.000,–; € 2.180,–)/Fall für die Dauer von 70 Jahren in 75% der Fälle. Es wurde eine 5% Diskontrate berücksichtigt: $ 41.000,– (ATS 615.000,–; € 44.694,–)
- Gesamte jährliche Kosten für Behandlung und/oder Betreuung $ 5.000,– (ATS 75.000,–; € 5.450,–)/Fall für die Dauer von 53 Jahren in 25% der Fälle. Es wurden eine 5%-Diskontrate berücksichtigt: $ 97.000,– (ATS 1.455.000,–; € 105.739,–)
- Geschätzte Inanspruchnahme von speziellen Einrichtungen durch Personen mit SCI und durchschnittliche Dauer und Kosten dieser Einrichtungen (eine 5% Diskontrate wurde berücksichtigt, Beginn Alter 5 Jahre); siehe Tabelle 26.

2 Tod des Neugeborenen auf Grund von SCI oder Pneumonie

Durchschnittliche Verweildauer in einer Neugeborenen-Intensivstation: 14 Tage; Kosten/Tag $ 750,– (ATS 11.250,–; € 818,–); zuzüglich zusätzlicher Untersuchungen im Ausmaß der täglichen Kosten.
Durchschnittliche Gesamtkosten: $ 21.000,– (ATS 315.000,–; € 22.892,–)

Tabelle 26. Geschätzte Frequenz, Dauer und Kosten der Inanspruchnahme von speziellen Einrichtungen durch Personen mit SCI

Spezielle Schulen	Inanspruchnahme (%)	Dauer (Jahre) × Kosten/Jahr
Blindenschulen	25	10 × $ 8.000,– (ATS 120.000,–; € 8.721,–)
Schulen für Gehörgeschädigte	25	20 × $ 8.000,– (ATS 120.000,–; € 8.721,–)
Schulen für leicht Behinderte	8	15 × $ 3.500,– (ATS 52.500,–; € 3.815,–)
Schulen oder Institutionen für schwer Behinderte	30	40 × $ 7.800,– (ATS 117.000,–; € 8.503,–)

3 Pneumonie des Neugeborenen

Die Patienten verbringen durchschnittlich 4 Tage in einer ICU*; ($ 750,–/d) und zusätzlich 3 Tage an einer Normalstation ($ 200,–/d). 100% der Patienten benötigen zusätzliche Diagnostik und Behandlung im Ausmaß der täglichen Kosten.
Durchschnittliche Gesamtkosten: $ 7.200,– (ATS 108.000,–; € 7.849,–)

4 Spätschäden

– Medizinische Versorgung: Gesamte jährliche Kosten für Behandlung und/oder Betreuung: $ 2.000/Fall; für die Dauer von 70 Jahren abzüglichen 5% Diskontrate: Geschätzte Kosten/Fall: $ 41.000,– (ATS 615.000,–; € 44.694,–)
– Geschätzte Inanspruchnahme von speziellen Einrichtungen durch Personen mit SCI und durchschnittliche Dauer und Kosten dieser Einrichtungen (eine 5% Diskontrate wurde berücksichtigt, Beginn Alter 5 Jahre); siehe Tabelle 25; Geschätzte Kosten/Fall: $ 12.000,– (ATS 180.000,–; € 13.081,–)
Durchschnittliche Gesamtkosten: $ 53.000,– (ATS 795.000,–; € 57.775,–)

Kalkulierte Kosten LKH Graz:
Den anschließend angegebenen Kosten liegen die vom LKH/Universitätsklinikum Graz errechneten Kosten zugrunde (Tabelle 27):

---

* ICU: Intensivstation

Tabelle 27

	Normalstation, Neonatologie 1999		Intensivstation, Neonatologie 1999	
Primärkosten	ATS 22.144.912,-	€ 1.609.334,-	ATS 39.342.776,-	€ 2.859.151,-
Sekundärkosten	ATS 3.514.380,-	€ 255.400,-	ATS 11.496.433,-	€ 835.478,-
Gesamtkosten	ATS 25.659.292,-	€ 1.864.734,-	ATS 50.839.219,-	€ 3.694.630,-
Patiententage	4945		5071	
Kosten pro Patiententag	ATS 5.189,-	€ 377,-	ATS 10.025,-	€ 729,-

Für die anschließende Kostenrechnung wurden folgende Kosten verwendet (Tabelle 28)

Tabelle 28. Zugrundeliegende Kosten bzw. Daten für die Kostenberechnung der konnatalen CMV-Infektion in der Steiermark

Kosten bed. durch CMV-Erkrankungen		
Normalstation/d	ATS 5.200,-	€ 378,-
Intensiv/d	ATS 10.000,-	€ 727,-
Diskontrate	5%	
Lebenserwartung (Jahre)	78,5	
Behandlung pro Jahr (leichte Schäden)	ATS 30.000,-	€ 2180,-
Behandlung pro Jahr (schwere Schäden)	ATS 75.000,-	€ 5450,-
Blindenschule	ATS 120.000,-	€ 8721,-
Schulen für Gehörgeschädigte	ATS 120.000,-	€ 8721,-
Schulen für Leichtbehinderte	ATS 52.500,-	€ 3815,-
Schulen für Schwerbehinderte	ATS 117.000,-	€ 8503,-
Schulen für leicht Gehörbehinderte	ATS 30.000,-	€ 2180,-

8.3 Kostenrechnungsmodell für die konnatale CMV-Infektion in der Steiermark

Auch in diesem Kostenrechnungsmodell wurden wie bei Porath et al nur die direkten Kosten, nicht jedoch die indirekten Kosten berücksichtigt. Die aus den oben angeführten Überlegungen bzw. vorliegenden Kosten wurden die anschließend angeführten Kosten ermittelt und für die weitere Berechnung der Kosten der konnatalen CMV in der Steiermark verwendet (Tabelle 29).

Tabelle 29. Kosten durch CMV-bedingte Erkrankungen

1. Symptomatische konnatale CMV-Infektion (tödlich)	Barwert	Anteil	Gesamt	Kosten/Patient
Hospitalisierung (14d Intensiv)	140.000	100%	140.000	
Zusätzliche Behandlung und Diagnostik	5.200	100%	5.200	
				ATS 145.200,–
				€ 10.552,–
2. Symptomatische konnatale CMV-Infektion (nicht tödlich)				
Grundkosten:				
Hospitalisierung 7d	36.400	67%	24.388	
Hospitalisierung 14d	72.800	33%	24.024	
Zusätzliche Diagnostik und Behandlung	5.200	100%	5.200	
Zusätzliche Betreuung	3.000	100%	3.000	
Ärztliche Nachfolgeuntersuchungen (2)	1.500	100%	1.500	
Grundkosten ges.				**ATS 58.112,–**
				€ 4.223,–
3. Diskontierte Folgekosten durch chron. neurol. Spätschäden:				
Beh. leichter Schäden (75% erreichen volle Lebenserw.)	616.122	75%	462.091	
Beh. schwerer Schäden (25% erreichen 75% der Lebenserw.)	1.540.304	25%	385.076	
Spezielle Einrichtungen				
Blindenschule	762.297	25%	190.574	
Gehörgeschädigte	1.230.282	25%	307.570	
Leicht Behinderte	448.302	8%	35.864	
Schwer Behinderte	1.651.613	30%	495.484	
Folgekosten ges.				**ATS 1.876.660,–**
				€ 136.382,–

Daraus ergeben sich unter Berücksichtigung der in den vorangegangenen Kapiteln festgelegten Prävalenz einer konnatalen CMV von 0,35% und einer Prävalenz von CMV IgG bei den Schwangeren folgende Kosten, die durch die konnatale CMV-Infektion pro Jahr in der Steiermark entstehen (Tabelle 30).

Sensitivitätsanalye

Um die Abhängigkeit der Kosten von den einzelnen Parametern feststellen zu können wurde eine Sensitivitätsanalyse durchgeführt. Die Variablen, die dabei verändert wurden sind:

Tabelle 30. Kosten der konnatalen CMV-Infektion in der Steiermark pro Jahr

Prävalenz konn. CMV Inf.   0,35%
Prävalenz CMV IgG Mutter   51%

Ereignis	P	Fälle/Jahr	Kosten/Jahr	
Tod durch konnatale Infektion	0,008%	0,9	ATS 123.911,–	€ 9.005,–
symptomatische konn. Infektion	0,038%	4,1	ATS 237.605,–	€ 17.267,–
sympt. konn. Infektion + Spätschäden	0,044%	4,7	ATS 9.184.437,–	€ 667.459,–
assympt. konn. Infektion + Spätschäden	0,043%	4,7	ATS 8.768.789,–	€ 637.253,–
	0,133%	**14,4**	**ATS 18.314.742,–**	**€ 1.330.984,–**

– Seroprävalenz bei Schwangeren
– Prävalenz der konnatalen CMV-Infektion
Die dadurch errechneten Kosten sind anschließend sowohl tabellarisch (Tabelle 31) als auch grafisch (Grafik 7) dargestellt.

Tabelle 31. Kosten bei veränderten Variablen
(Seroprävalenz Mutter, Prävalenz konnataler CMV-Infektionen)

Prävalenz CMV IgG	Prävalenz konn. Inf.	Kosten/Jahr	
40%	0,10%	ATS 5.443.663,–	€ 395.606,–
40%	0,50%	ATS 27.258.637,–	€ 1.980.962,–
51%	0,10%	ATS 5.324.802,–	€ 386.968,–
51%	0,35%	ATS 18.314.742,–	€ 1.330.984,–
51%	0,50%	ATS 26.642.694,–	€ 1.936.200,–
60%	0,10%	ATS 5.242.225,–	€ 380.967,–
60%	0,50%	ATS 26.123.753,–	€ 1.898.487,–

Daraus ist zu ersehen, dass die Variable „Prävalenz der konnatalen CMV-Infektion" den stärksten Effekt auf die Kosten hat, wohingegen Variable „Seroprävalenz der Mutter" im erwarteten Konfidenzintervall von 49–51% nur einen minimalen Einfluss auf die Kosten hat. Durchschnittlich ist mit Kosten, die durch konnatale CMV-Infektionen in der Steiermark entstehen, von ca. 18,3 Mio. Schilling (bzw. ca. 1,3 Mio. €) pro Jahr zu rechnen.

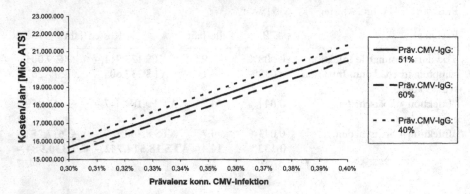

Grafik 7. Kosten in Abhängigkeit von Seroprävalenz Mutter, Prävalenz konnataler CMV-Infektion

9 Screeningmodelle

Für das Screening auf konnatale CMV-Infektion stehen mehrere Ansätze und Modelle zur Verfügung [2, 89, 101, 117, 119, 153, 174]. Die einzelnen Modelle sollen anschließend kurz dargestellt sowie ihre Vor- und Nachteile aufgelistet werden. Weiters werden die Kosten angeführt, die durch die einzelnen Screeningmodelle entstehen.

9.1 Screeningmodell modifiziert nach Landini et al [117, 119]

Diagnose einer CMV-Infektion in Schwangeren mit unbekanntem präkonzeptionellen Serostatus (Grafik 8, S. 56).

Vorteile des Screeningmodelles nach Landini et al:
- Es kann zwischen Primär- und Sekundärinfektionen unterschieden werden. Dadurch ist eine Selektion von Hoch-Risiko Patientinnen möglich.
- Erfassung von Feten, die ein hohes Risiko haben, eine im Rahmen einer konnatalen CMV-Infektion schwere Schädigung zu erleiden.
- Eine pränatale Diagnose der Infektion des Feten ist möglich, wobei hier unterschiedliche diagnostische Methoden zur Anwendung kommen könnten [41, 52, 81, 82, 116, 119, 123, 134, 146, 155, 172, 174].
- Im Fall der Diagnose einer konnatalen CMV-Infektion im Rahmen dieses Screeningmodelles steht der Schwangeren die Möglichkeit offen, nach StGB § 97 [1], Punkt 2 einen Schwangerschaftsabbruch durchführen zu lassen.
- Weiters ergibt sich in Zukunft vielleicht die Möglichkeit, in diesem Fall eine pränatale Therapie mit einem CMV-spezifischen Virostatikum durchzuführen, die der Frau als Alternative zu einer Interruptio angeboten werden kann.
- Es kann im Falle einer normalen Beendigung der Schwangerschaft eine sofortige Therapie des Neugeborenen mit einem CMV-spezifischen Virostatikum eingeleitet werden, um so eine Progression der Erkrankung nach der Geburt zu verhindern.

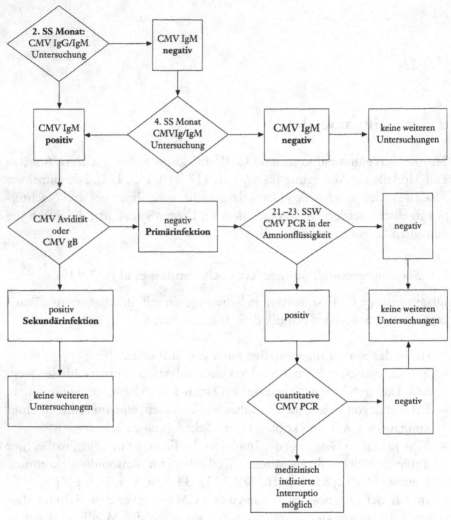

Grafik 8

Nachteile des Screeningmodelles nach Landini et al:
- Es werden konnatale CMV-Infektionen im Rahmen von Sekundärinfektionen nicht erfasst.
- Es werden konnatale CMV-Infektionen im zweiten und dritten Schwangerschaftstrimenon nicht erfasst.
- Auch wenn in den beiden oben genannten Fällen das Risiko einer schweren Schädigung des Kindes geringer ist als im Falle einer Primärinfektion im ersten Schwangerschaftstrimenon, so besteht doch das Risiko

einer Erkrankung, wobei auf Grund der zu erwartenden geringeren Symptomatik eine sofortige Behandlung des Neugeborenen mit einem CMV-spezifischen Virostatikum nach der Geburt eine vollkommene Gesundung ermöglichen könnte.

9.2 Screeningmodell nach Halwachs et al [89]

Die Untersuchungen beginnen erst zum Zeitpunkt der Geburt. Siehe Flussdiagramm.

Vorteile des Screeningmodelles nach Halwachs et al
- Es werden sowohl die nach Primär- als auch die nach Sekundärinfektionen der Mutter infizierten Kinder erfasst.
- Keine Beunruhigung der Schwangeren während der Schwangerschaft.
- Eine sofortige Therapie des infizierten Kindes ist möglich.
- Geringerer Aufwand im Vergleich zum Screeningmodell nach Landini et al.

Nachteile des Screeningmodelles nach Halwachs et al
- Keine Unterscheidungsmöglichkeiten zwischen konnatal CMV-infizierten Kindern nach Primär- und Sekundärinfektionen der Mutter. Dadurch keine Risikostratifizierung möglich.
- Es muss angenommen werden, dass ca. 5% der konnatal CMV-infizierten Kinder nicht erfasst werden.
- Keine Möglichkeit einer Interruptio bei intrauterinen CMV-Infektionen mit hohem Risiko einer schweren Schädigung des Kindes oder einer eventuellen präpartalen Therapie mit einem CMV-spezifischen Virostatikum (Grafik 9, S. 58).

9.3 Screeningmodell nach „Gold Standard"

Der „Gold Standard" der Diagnose einer konnatalen CMV-Infektion ist nach wie vor die Untersuchung des kindlichen Harnes in der ersten postnatalen Woche auf CMV-Ausscheidung [102]. Die Anwendung dieses Modells in einem Screeningprogramm würde bedeuten, dass bei allen Neugeborenen diese Untersuchung durchgeführt wird.

Vorteile des Screeningmodells nach „Gold Standard":
- Erfassung aller Neugeborenen mit einer konnatalen CMV-Infektion.

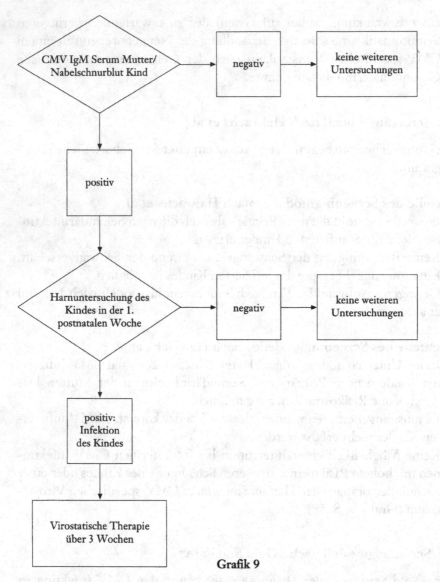

Grafik 9

– Keine Beunruhigung der Schwangeren während der Schwangerschaft.
– Eine sofortige Therapie des Kindes ist möglich.

Nachteile des Screeningmodells nach „Gold Standard":
– Keine Unterscheidungsmöglichkeiten zwischen konnatal CMV-infizierten Kindern nach Primär- und Sekundärinfektionen der Mutter. Dadurch keine Risikostratifizierung möglich.

- Keine Möglichkeit einer Interruptio bei intrauterinen CMV-Infektionen mit hohem Risiko einer schweren Schädigung des Kindes oder einer eventuellen präpartalen Therapie mit einem CMV-spezifischen Virostatikum.
- Relativ großer Aufwand auf der Station (Harnsammeln) und im Labor (zeitaufwendigere und kostenintensivere Diagnostik).

Eine leichte Änderung des hier vorgestellten Screeningmodelles wäre die Verwendung von Nabelschnurblut anstelle von Harn. In diesem Material ist ebenfalls das Virus in 100% der konnatal CMV-infizierten Kindern nachweisbar, die Probengewinnung wäre jedoch nicht so aufwendig und Kontaminationen leichter vermeidbar. Die Diagnose kann auf Grund des geringen Probenvolumes jedoch nicht mit den üblichen virologischen Kulturmethoden durchgeführt werden, sondern müsste mit molekularen Methoden (CMV PCR) erfolgen.

9.4 Screeningmodell modifiziert nach Landini et al (1999) und Halwachs et al (2000)

In diesem Modell werden serologische Untersuchungen während der Schwangerschaft entsprechend der Empfehlungen von Landini et al durchgeführt und die Kinder von Patientinnen mit positivem CMV IgM Ergebnis während der Schwangerschaft oder zum Zeitpunkt der Geburt weiteren Untersuchungen unterzogen.

Vorteile des Screeningmodells nach Halwachs et al (2000) und Landini et al (1999)
- Siehe Screeningmodell nach Landini et al
- Es werden auch CMV-Infektionen im 2. und 3. Trimester erfasst.

Nachteile des Screeningmodells nach Halwachs et al (2000) und Landini et al (1999)
- Kostenintensiv (Grafik 10, S. 60)

9.5 Kosten der einzelnen Screeningmodelle

Zur Berechnung der Kosten der verschiedenen Screeningmodelle wurden folgende Kosten für die einzelnen Untersuchungen angenommen:

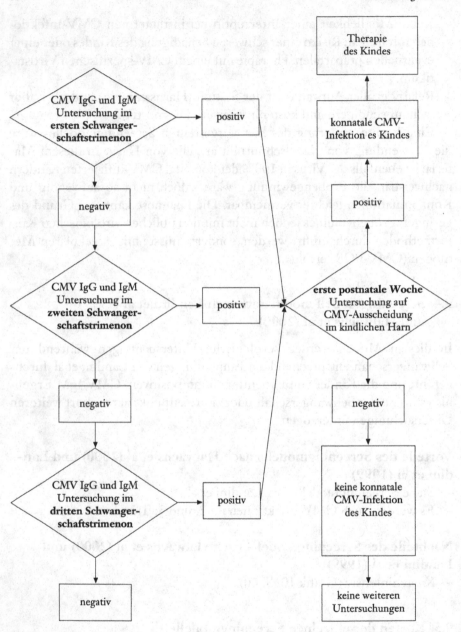

Grafik 10

Kosten für CMV-Diagnostik

CMV IgG/IgM	ATS 20,–	€ 1,45
CMV Avidität	ATS 10,–	€ 0,73
CMV PCR+Station	ATS 5350,–	€ 389,–
CMV PCR (quant.)	ATS 200,–	€ 15,–
Schwangerschaftsabbruch	ATS 12650,–	€ 919,–
CMV PCR	ATS 150,–*	€ 11,–

P(Infektion im 1.Trimester/Infektion)	56,1%
P(Infektion im 2.Trimester/Infektion)	21,2%
P(Infektion im 3.Trimester/Infektion)	22,7%

* Anmerkung: Eine Reduktion der Kosten ist durch den Einsatz neuerer Technologie von 150,– ATS (€ 11,–) auf 80,– ATS (€ 6,–) möglich, wobei dafür aber Erstinvestitionen von 3,6 Mio ATS (€ 261.622,–) notwendig wären. Diese Investitionen reduzieren jedoch die Personalbindung.

Die Prävalenz der Infektionen pro Trimester sind von den Daten abgeleitet, die in dieser Arbeit im Kapitel „Prävalenz von CMV-Infektionen/Schwangerschaftstrimester" angeführt sind.

Zeitpunkt	Untersuchung	P	Untersuchungen/Jahr	Kosten/Jahr	
1. Screeningmodell nach Landini et al					
2. SS Monat	CMV IgG+IgM	100%	21.530	ATS 430.600,–	€ 31.293,–
4. SS Monat	CMV IgG+IgM	99,3%	21.384	ATS 427.686,–	€ 31.081,–
2. SS Monat	CMV Avidität	0,68%	73	ATS 728,–	€ 53,–
4. SS Monat	CMV Avidität	0,26%	28	ATS 283,–	€ 21,–
21. SSW	PCR Amnion	0,57%	62	ATS 330.149,–	€ 23.993,–
21. SSW	PCR quant	0,25%	27	ATS 5.430,–	€ 395,–
				ATS 1.194.878,–	**€ 86.835,–**
2. Screeningmodell nach Halwachs et al					
Geburt:	CMV IgM Mutter + Nabelschnur	1	21.530	ATS 430.600,–	€ 31.293,–
1. postnatale Woche	Virusausscheidung im Harn	4%	431	ATS 64.590,–	€ 4.694,–
				ATS 495.190,–	**€ 35.987,–**

(Fortsetzung)

Zeitpunkt	Untersuchung	P	Untersuchun-gen/Jahr	Kosten/Jahr	
3. Screeningmodell nach „Gold Standard"					
1. postnatale	Virusausscheidung				
Woche	im Harn	1	10.765	ATS 1.614.750,–	€ 117.348,–
				ATS 1.614.750,–	**€ 117.348,–**
4. Screeningmodell modifiziert nach Landini et al und Halwachs et al					
1. Trimenon	CMV IgG+IgM	1	21.530	ATS 430.600,–	€ 31.293,–
2. Trimenon	CMV IgG+IgM	99,3%	21.384	ATS 427.686,–	€ 31.081,–
3. Trimenon	CMV IgG+IgM	99,2%	21.354	ATS 427.084,–	€ 31.037,–
1. postnatale	Virusausscheidung				
Woche	im Harn	4%	431	ATS 64.590,–	€ 4.694,–
				ATS 1.349.960,–	**€ 98.105,–**

10 Therapie

10.1 Medikamente

Derzeit sind drei CMV-spezifische virostatische Substanzen in Verwendung, Ganciclovir, Foscarnet und Cidofovir. Von diesen drei Substanzen sind bisher nur zwei (Ganciclovir und Foscarnet) zur Behandlung der konnatalen CMV-Infektion verwendet worden. Im Folgenden sollen daher nur diese beiden Medikamente kurz besprochen werden. Die genaue Produktinformation der Herstellerfirmen dieser Medikamente befindet sich im Anhang I.

1. Ganciclovir (Cymevene®)

Es handelt sich bei dieser Substanz um ein Purin-Analog (acyclisches Nucleosid Analog von Guanin). Ganciclovir wird intrazellulär durch eine zelluläre Deoxyguanosin (dG)-Kinase zu Ganciclovir-Monophosphat und durch weitere zelluläre Kinasen zu Ganciclovir-Triphosphat phosphoryliert. Diese Phosphorylierungsreaktionen spielen sich bevorzugt in CMV-infizierten Zellen ab. Der virostatische Effekt von Ganciclovir beruht auf der Inhibierung der viralen DNA-Replikation, wobei die Hemmung über die zwei folgenden Mechanismen erfolgt:

- Ganciclovir-Triphosphat hemmt kompetitiv den durch die DNA-Polymerase gesteuerten Einbau von dGTP in die virale DNA.
- Der Einbau von Ganciclovir-Triphosphat in die virale DNA hat den Abbruch oder eine deutliche Beschränkung der viralen DNA-Elongation zur Folge.

Die mediane Konzentration von Ganciclovir, die die Vermehrung von Laborstämmen oder klinischen Isolaten von CMV hemmt, liegt bei 0,02–3,48µg/ml.

2. Foscarnet (Foscavir®)

Es handelt sich bei dieser Substanz um einen direkten Inhibitor der viralen DNA Polymerase und Reverstranskriptase. Foscarnet benötigt keine Aktivierung durch Thymidinkinase oder andere Kinasen.

10.2 Pharmakokinetik von Ganciclovir

Derzeit liegen zwei Berichte über die Pharmakokinetik von Ganciclovir bei Neugeborenen mit konnataler CMV-Infektion vor [214, 226]. In der Studie von Zhou wurden 27 Neugeborenen mit konnataler CMV-Infektion in einer offenen Phase I-II Studie eine einstündige Infusion Ganciclovir verabreicht. Die Dosis betrug entweder 4 oder 6 mg/kg Körpergewicht. Plasmaproben wurden bis zu 12 Stunden nach Beendigung der Infusion gesammelt. Die gesamte Plasmaclearance (CL) und das gesamte Verteilungsvolumen (V) wurden ermittelt. Dabei wurde festgestellt, dass hauptsächlich die Nierenfunktion und das Körpergewicht den Plasmaspiegel von Ganciclovir beeinflussen. Die Halbwertszeit des Medikaments beträgt bei Neugeborenen in Abhängigkeit von diesen Einflussgrößen zwischen 2,35 ± 0,57 Stunden und 4,62 ± 1,11 Stunden.

10.3 Einfluss einer virostatischen Therapie auf die CMV-Ausscheidung von konnatal CMV-infizierten Kindern

In den derzeit vorliegenden Publikationen wird berichtet, dass eine virostatische Therapie von konnataler CMV-Infektion zu einer Reduktion der Virusausscheidung im Harn führt. Im Folgenden sollen eigene, noch nicht publizierte Daten detaillierter angeführt werden, die gemeinsam mit dem *Royal Free Hospital in London* erhoben wurden. In dieser Studie wurde die CMV-Ausscheidung im Harn während der gesamten follow-up Periode von 185 Tag (Median; Range 30–719 Tage) untersucht. Insgesamt wurden 112 Harnproben von 20 konnatal CMV-infizierten Kindern analysiert. Von den insgesamt 20 Kindern wurden 9 in London geboren, 11 Kinder wurden in Graz geboren und die Harnproben zur Analyse an das *Royal Free Hospital, London*, gesandt. Die antivirale Therapie der Kinder ist in Tabelle 32 aufgelistet.

Die quantitative CMV PCR hat bei den behandelten und den unbehandelten Kindern in der ersten Harnprobe (vor Behandlung) vergleichbare Ergebnisse ergeben (Keine Therapie: MW $10^{7.12}$ genome/ml; Therapie: MW $10^{6.46}$ genome/ml). Die Analyse der folgenden Harnproben hat jedoch gezeigt, dass durch die Ganciclovir Therapie eine signifikante Reduktion der Virusausscheidung erzielt wird (Tabelle 33). Diese Verminderung persistiert auch nach Beendigung der Therapie teilweise bis zu einem halben Jahr. Die 9 Kinder ohne Therapie und die 2 Kinder mit Aciclovir Therapie schieden während des gesamten Beobachtungszeitraumes CMV im Harn

Tabelle 32. Antivirale Therapie von 20 konnatal CMV-infizierten Kindern

n	Therapie
2	Aciclovir, 30 mg/Tag; 1 Kind für 42 Tage 1 Kind für 50 Tage
9	Ganciclovir, 10mg/Tag über 3 Wochen Bei zwei Kindern wurde auf Grund von Nebenwirkungen die Dosis auf 5 mg/Tag reduziert
9	Keine Therapie

aus, während bei 5/9 Kindern mit Ganciclovirtherapie innerhalb des ersten Monates die Virusausscheidung unter die Nachweisgrenze sank ($<10^{2.30}$ Genome/ml Harn), und bei den restlichen 4 Kindern eine Reduktion der Viruslast erzielt werden konnte.

Tabelle 33. CMV-Ausscheidung vor Therapiebeginn und zum Zeitpunkt der Beendigung der Therapie von 11 konnatal CMV-infizierten Kindern

Patient	$\log_{10}$ Genome/ml vor Therapie	$\log_{10}$ Genome/ml bei Therapieende
1*	6.80	5.00
2*	6.65	5.89
3	4.62	<2.30
4	8.07	<2.30
5	3.30	<2.30
6	7.23	<2.30
7	6.03	3.92
8	7.79	4.18
9	7.07	4.42
10	7.00	3.88
11	9.03	<2.30

* Aciclovir-Therapie

Nach Berechnung der Fläche unter der Kurve ergab dies einen signifikanten Unterschied ($p < 0.01$, Mann-Whitney Test) berechnet pro Tag zwischen behandelten (Median = $10^{3.74}$ Genome/ml Harn/Tag, Range: $10^{0.26}$–$10^{6.92}$ Genome/ml Harn/Tag) und nicht behandelten Kindern (Median = $10^{6.91}$ Genome/ml Harn/Tag, Range: $10^{5.19}$–$10^{7.94}$ Genome/ml

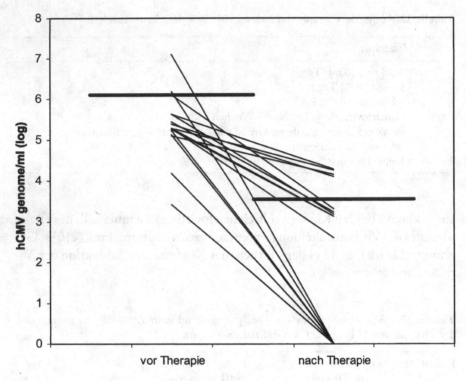

Grafik 11. CMV-Last im Harn von konnatal CMV-infizierten Kindern vor und nach
Therapie mit Ganciclovir

Harn/Tag). In Grafik 11 ist die Viruslast behandelter Kinder vor und nach
Therapie mit Ganciclovir dargestellt. Die Abnahme der Viruslast ist signifikant (p < 0,001) (90).

10.4 Effekt einer virostatischen Therapie auf die klinische Symptomatik von konnatal CMV-infizierten Kindern

Zu dieser Thematik liegen derzeit einige Publikationen vor [17, 87, 84, 83,
65, 103, 110, 112, 139, 148, 159, 170, 177, 212, 215, 221]. In vielen Fällen handelt es sich aber um Berichte, die eine genaue Beurteilung der Wirksamkeit
der Therapie nicht ermöglichen. Die wesentlichsten Arbeiten, die auch eine
Abschätzung der Wirksamkeit ermöglichen könnten, sollen anschließend ein-
zeln angeführt werden.

Whitley et al (1997). Ganciclovir treatment of symptomatic congenital zytomegalovirus infection: results of a phase II study. Journal of Infectious Disease 175. (221)

Untersuchte Patientengruppe:
42 konnatal CMV-infizierte Kinder mit ZNS Symptomatik (intracraniale Calcifizierung, Corticale Atrophy, Retinitis), die jünger als 1 Monat waren. Die follow-up Periode betrug 36 Monate. Keine nicht therapierte Kontrollgruppe.

Zusätzlich wurden 5 konnatal CMV-infizierte Kinder behandelt, die eine rasch progressive, lebensbedrohliche Lebererkrankung hatten („compassionate plea"-behandelte Kinder).

Medikation:
Ganciclovir; 14 Kinder wurden mit 8mg/kg Körpergewicht/Tag und 28 Kinder wurden mit 12 mg/kg Körpergewicht/Tag behandelt. Von den 5 zusätzlich therapierten Kindern erhielten 2 die niedrigere Dosis, 3 die höhere Dosis des Medikamentes. Alle Kinder erhielten das Medikament während 6 Wochen.

Ergebnis:
Unterschiede zwischen den beiden Patientengruppen (8 mg vs. 12 mg Ganciclovir) sind nur bezüglich der Virusausscheidung angegeben. In der Gruppe mit einer höheren virostatischen Dosis wurde ein stärkerer Effekt auf die Reduktion der Virusausscheidung beobachtet. Bezüglich des klinischen Effektes werden keine Unterschiede zwischen den beiden Dosierungsregimen angegeben.

Von den 47 behandelten Kindern wurde bei 9 Kindern die Therapie wegen Toxizität abgebrochen. Bei 6 Kindern wurde die Dosis modifiziert. 4 Kinder verstarben. Eines davon verstarb an einem angeborenen Herzfehler (unabhängig von der konnatalen CMV-Infektion), eines an einer CMV-bedingten nekrotisierenden Enterocolitis, eines an einer CMV-Pneumonie und eines an multiplen konnatalen Infektionen (neben konnataler CMV-Infektion hatte dieses Kind noch eine HIV und eine Syphilis Infektion).

In Tabelle 34 sind die Symptome bei Einschluss in die Studie und bei Abschluss des Beobachtungszeitraumes aufgelistet.

Schlussfolgerung:
24% der in der Studie untersuchten Kinder entwickelten sich neurologisch normal, 8% der Kinder mit Hepatosplenomegalie, 9% der Kinder mit Sple-

nomegalie, 61% der Kinder mit Retinitis und 15% der Kinder mit uni- oder bilateraler Schwerhörigkeit normalisierten sich. Bei normaler Ausgangssituation trat bei 16% eine ophtalmologische Problematik auf und bei 85% eine audiologische Symptomatik. Selbst unter der Annahme, dass sich 10% der hier untersuchten Kindern, die eine schwere Symptomatik zum Zeitpunkt der Geburt hatten, ohne Therapie normal entwickelt haben würden (vgl. Grafik 4), liegen die Ergebnisse dieser Studie bezüglich der Symptomatik bei Abschluss der Untersuchungsperiode in allen Bereichen der untersuchten Symptome über diesem Wert. Insgesamt hatten 17% der untersuchten Kinder bei Abschluss der Studie ein normales Hörvermögen, 72% der Kinder ein normales Sehvermögen und 24% der Kinder entwickelten sich neurologisch normal.

Nigro et al (1994). Ganciclovir therapy for symptomatic congenital zytomegalovirus infection in infants: A two-regimen experience. Journal of Pediatrics 124. (148)

Untersuchte Patientengruppe:
12 Kinder mit symptomatischer konnataler CMV-Infektion wurden nach einem „compassionate-plea" Protokoll behandelt. Alle Kinder hatten lebensbedrohliche Symptome oder Symptome, die einen Verlust des Sehvermögens oder eine mentale Retardierung sehr wahrscheinlich als Folge hatten. Die follow-up Periode betrug 18 Monate. Keine nicht therapierte Kontrollgruppe.

Medikation:
Ganciclovir; 6 Kinder wurden mit 5mg/kg Körpergewicht 2 × pro Tag über 2 Wochen behandelt (Gruppe 1) und 6 Kinder wurden mit 7,5mg/kg Körpergewicht 2 × pro Tag über 2 Wochen und anschließend mit 10mg/kg Körpergewicht 3 × pro Woche für 3 Monate (Gruppe 2) behandelt.

Ergebnis:
Gruppe 1: Bei allen Kindern wurde die Therapie in vollem Umfang durchgeführt. Bei 2 Kindern wurde die CMV-Ausscheidung im Harn negativ, bei 4 Kindern persistierte die CMV-Ausscheidung im Harn. Bei den 2 Kindern, bei denen die Virusausscheidung während der Therapie verschwand, trat eine prompte Besserung auf und das klinische Erscheinungsbild am Ende der follow-up Periode war normal. Bei den 4 Kindern mit persistierender Virusausscheidung hatten 2 am Ende der Beobachtungsperiode schwere psycho-

Tabelle 34. Symptome bei Studienbeginn und bei Studienende

Studienbeginn (n = 42)	Studienende (n = 33)
Verstorben:	
4 Kinder	3 CMV-Infektion
	1 andere Ursachen
Studienabbruch:	
9 Kinder	
Neurologische Symptomatik:	
25 Mikrocephalus	8/33 normale Entwicklung
31 intracraniale Verkalkungen	25/33 neurologisch auffällig
Abdominelle Symptomatik:	
36 Hepatosplenomegalie	3/33 komplette Normalisierung
	27/33 persisitierende Hepatosplenomegalie
32 Splenomegalie	3/32 komplette Normalisierung
	25/32 persistierende Splenomegalie
Ophthalmologische Symptomatik:	
14 Retinitis	8/13 komplette Normalisierung
	3/13 Retinaablösung
	2/13 Optische Atrophie
	1/14 Netzhautvernarbung
28 normal	16/19 normal
	3/19 Netzhautvernarbung
Audiologische Symptomatik:	
20 uni- oder bilaterale Schwerhörigkeit	3/20 normales Hören bei follow up
	14/20 keine Verbesserung
	3 lost for follow up
22 normales Hören	2/13 normal
	11/13 Verschlechterung

motorische Retardierung und Gehörverlust, bei den anderen beiden Kindern wurde eine milde psychomotorische Retardierung mit chronischer Lebererkrankung und Sehbeeinträchtigung festgestellt.

Gruppe 2: Bei allen Kindern wurde die Therapie in vollem Umfang durchgeführt. Bei allen 6 Kindern wurde die CMV-Ausscheidung im Harn negativ. Bei 5 von den 6 Patienten trat eine prompte Verbesserung der klinischen Symptomatik auf. Bei einem dieser 5 Patienten wurde später jedoch eine milde psychomotorische Retardierung festgestellt. Die anderen 4 Kinder entwickelten sich normal und es wurden keine schwerwiegenden Symptome am Ende des Beobachtungszeitraumes festgestellt. Bei einem Kind trat zwar eine vorübergehende Verbesserung der motorischen Fähigkeiten auf, am Ende der follow-up Periode wurden aber schwere psychomotorische Retardierung und Gehörverlust festgestellt.

Schlussfolgerung:
Eine höhere Dosierung des Virostatikums und eine längere Verabreichungsperiode führt zu besseren Ergebnissen. Bei 6 Patienten (50%) kam es zu einem vollständigen Verschwinden der klinischen Symptomatik. Bei den anderen 6 Patienten traten Spätfolgen auf, wobei 3 dieser 6 Patienten nur eine milde psychomotorische Retardierung hatten. Wie bereits bei der Studie von Whitley et al festgehalten, liegen selbst unter der Annahme, dass sich 10% der hier untersuchten Kindern, die eine schwere Symptomatik zum Zeitpunkt der Geburt hatten, ohne Therapie normal entwickelt haben würden (vgl. Grafik 7), die Ergebnisse der Studie von Nigro et al bezüglich der Symptomatik bei Abschluss der Untersuchungsperiode in allen Bereichen der untersuchten Symptome über diesem Wert (10% normale Entwicklung vs 50% normale Entwicklung). Außerdem kann angenommen werden, dass der Schweregrad der Symptomatik bei den 6 Kindern mit Spätfolgen geringer ausfiel als ohne Therapie.

Tricoire et al (1993). Traitement par ganciclovir des infections congénitales à zytomégalovirus. Arch Fr Pediatr 50. (215)

Untersuchte Patientengruppe:
5 Kinder mit symptomatische konnataler CMV-Infektion. Zwei der Kinder hatten eine Meningoenzephalitis, 2 eine Bronchopneumonie und 1 Kind eine generalisierte CMV-Infektion (Zytomegalovirus Inclucion Disease: CID). Keine Angabe über den Beobachtungszeitraum. Keine nicht therapierte Kontrollgruppe.

Medikation:
Ganciclovir (10–15 mg/kg/Tag) und CMV-spezifisches Immunglobulin (1.000 IU jeden 2. bis 3. Tag) für die Dauer von 10–20 Tagen.

Ergebnis:
Bei allen Kindern wurde die Therapie in vollem Umfang durchgeführt. Es verstarb kein Kind. Die Ergebnisse sind in Tabelle 35 dargestellt.

Schlussfolgerung:
Wie bei den oben erwähnten Studien ist auch hier festzustellen, dass die An-

Tabelle 35. Symptomatik vor und nach Therapie von 5 konnatal CMV-infizierten Kindern

Patient	Symptomatik	
	Vor Therapie	Nach Therapie
1	Meningoenzephalitis	Unauffällig
2	Meningoenzephalitis	Spastische Tetraparesie
3	Bronchopneumonie	Unauffällig
4	Bronchopneumonie	Unauffällig
5	CID	Spastische Tetraparesie

zahl der asymptomatischen Kinder höher liegt als in einem nicht therapierten Kollektiv mit gleicher Ausgangssymptomatik (10% vs 60%). Es muss natürlich berücksichtigt werden, dass durch die geringe Anzahl der in dieser Studien angeführten Kinder eine Unschärfe und Verzerrung der Ergebnisse auftritt.

Fallberichte

Muntean et al (1989). 9 Wochen alter Säugling mit konnataler Zytomegalieinfektion und Therapie mit Ganciclovir. Wiener klinische Wochenschrift 101. (139)

Symptomatik des Kindes vor Therapiebeginn:
Thrombopenie (petechiale und großflächige Blutungen an Kopf, Arme und Stamm), pathologischer Befund der Stammganglien, Hepato-Spleno-Cardiomegalie. Keine Angabe über Beobachtungszeitraum.

Medikation:
Ganciclovir, 10 mg/kg KG (aufgeteilt auf 2 Infusionen/Tag); keine Angabe über die Dauer der Therapie.

Symptomatik nach Ende der Therapie:
Normalisierung der Thrombozytenwerte, unveränderter Befund der Stammganglien, Hepato-Spleno-Cardiomegalie rückläufig.

Hocker et al (1990). Ganciclovir therapy of congenital zytomegalovirus pneumonia. Pediatr Infect Dis J 9. (103)

Symptomatik des Kindes vor Therapiebeginn:
Interstitielle Pneumonie; Symptomatik ab der 2. Postnatalen Stunde; beatmungspflichtig; rasche Verschlechterung.

Medikation:
Ganciclovir (10 mg/kg/Tag) ab dem 15. Lebenstag für 14 Tage; ab dem 35.
Lebenstag eine weiterer 15-tägiger Ganciclovirbehandlung.

Symptomatik nach Ende der Therapie:
Patient verstarb am 90. Lebenstag.

**Junker et al (1991). Immune Responses after Ganciclovir and Immu-
noglobulin Therapy of Infants. Pediatr Infect Dis J 10. (110)**

Zwei Kinder mit konnataler CMV-Infektion therapiert.

Symptomatik Kind 1 vor Therapiebeginn:
Neonatale Hepatitis, Thrombozytopenie, progressive Anämie, Pneumonie,
Nephropathie; im Alter von 3 Monaten Entwicklungsrückstand.

Symptomatik Kind 2 vor Therapiebeginn:
Neonatale Hepatitis, Muskeltonuserhöhung, Chorioretinitis, Strabismus,
sensorineurales Defizit.

Medikation:
Dauer von 4 Wochen; CMV-Hyperimmunglobulin (400 mg/kg/Tag) i.v. die
ersten 5 Tage, danach die selbe Dosierung einmal pro Woche für die restli-
che Therapiezeit; Ganciclovir (7,5 mg/kg/Tag während zwei Wochen und
5 mg/kg/Tag für weitere 2 Wochen).

Symptomatik nach Ende der Therapie:
normale Leber- und Nierenfunktion in beiden Patienten; Patient 1 zeigte
im Alter von 14 Monaten eine normale Entwicklung und audiologische
Funktion; keine Progression der Chorioretinitis in Patient 2, im Alter von
20 Monaten ein moderates Hördefizit, Entwicklungsrückstand.

**Attard-Montalto et al (1993). Ganciclovir treatment of congenital zy-
tomegalovirus infection: a report of two cases. Scand J Infect Dis 25.
(17)**

Zwei Kinder mit konnataler CMV-Infektion therapiert.

Symptomatik Kind 1 vor Therapiebeginn:
Small for date, diffuse petechiale Blutungen, Hepatosplenomegalie, Pneumonie mit eingeschränkter Ventilation, Blutbildveränderungen. Im krania-

len Ultraschall wurden echogene Änderungen festgestellt; radiologisch wurden irreguläre Veränderungen der Metaphyse in den langen Knochen festgestellt.

Medikation:
5 Tage intravenöse Immunglobulingabe (Gammaimmune 400 mg/kg/Tag); Ganciclovir (10 mg/kg/Tag) ab dem 10. Lebenstag. Therapiedauer 24 Tage. Im Alter von 4 Monaten wurde eine neuerliche Ganciclovirtherapie mit 10 mg/kg/Tag für 3 Wochen durchgeführt. Neuerliche Ganciclovirtherapie im Alter von 6 Monaten (5 mg/kg drei mal die Woche).

Symptomatik nach Ende der Therapie:
Blutbild war normal; Vier Wochen nach Beendigung der Therapie haben sich die Leberfunktionswerte, das Lungenröntgen und der kraniale Ultraschall normalisiert. Verbesserung der Veränderungen in den Metaphysen. Im Alter von 2 Monaten zeigte sich eine Hörschwäche im linken Ohr. Im Alter von 8 Monaten lag noch immer eine Hepatosplenomegalie vor, außerdem einen neurologischen Entwicklungsrückstand und die „Visual Evoked Response (VER)" zeigte einen kortikalen Visus Verlust.

Symptomatik Kind 2 vor Therapiebeginn:
Verrringerter Kopfumfang, Gelbsucht, petechiale Blutungen, massive Hepatosplenomegalie, Krampfanfälle, Pneumonie mit eingeschränkter Ventilation; Blutbildveränderungen.

Medikation:
Ganciclovir 10 mg/kg/Tag für die Dauer von 14 Tagen.

Symptomatik nach Ende der Therapie:
Persistierende schwere Hepatosplenomegalie, Microcephalie, neurologischer Entwicklungsrückstand, Hyperbilirubinämie.

D.W. Kimberlin et al: Ganciclovir (GCV) treatment of symptomatic congenital zytomegalovirus (CMV) infections: Results of a phase III randimized trial. 40th ICAAC abstracts, Toronto, Ontario, Canada, 17.–20. September 2000. (112)

Von 1991–1999 wurden von der NIAID Collaborative Antiviral Study Group (CASG) 100 Neugeborene mit symptomatischer konnataler CMV-

Infektion in eine doppelt blind randomisierte, kontrollierte Studie einge-
schlossen. Gruppe 1: 6 mg/kg GCV i.v. innerhalb des ersten Lebensmonats
über 6 Wochen. Gruppe 2: keine Therapie. Der erste Evaluierungszeit-
punkt war der Vergleich der Hörleistung vor Therapiebeginn und im Alter
von 6 Monaten sowie im Alter von 1 Jahr. In zweiter Linie wurden Häma-
tologische Veränderungen oder Veränderungen der Leberfunktion im Alter von 2 Wochen, Veränderung der Hepatosplenomegalie und Wachstum
beurteilt.

Von den insgesamt 100 Neugeborenen konnten von 48 Kindern Daten
sowohl vor Therapie als auch im Alter von 6 Monaten erhoben werden, von
45 Kindern standen Daten sowohl vor Therapie als auch im Alter von 1 Jahr
zur Verfügung. Die Ergebnisse zeigten, dass in der nicht-therapierten
Gruppe eine signifikante Verschlechterung der Hörleistung zu beobachten
war, sowohl im Alter von 6 Monaten ($p = 0{,}0002$) als auch im Alter von
1 Jahr ($p = 0{,}0037$). Kein signifikanter Unterschied wurde zwischen den
beiden Gruppen in Veränderungen der hämatologischen und hepatischen
Parameter gesehen. Bezüglich des Wachstums (medianer Kopfumfang) war
ein signifikanter Unterschied ($p = 0{,}022$) zwischen den beiden Gruppen
festzustellen (Therapiert: 3,5 cmv in den ersten 6 Monaten; nicht therapiert: 2,65 cm in den ersten 6 Monaten). Von Seiten der Mortalität war kein
Unterschied. Die häufigste Nebenwirkung in der therapierten Gruppe war
eine Neutropenie. Als Schlussfolgerung wird festgestellt, dass eine Ganciclovirtherapie bei Kindern mit symptomatischer konnataler CMV-Infektion eine progressive Verschlechterung der Hörleistung verhindern kann,
jedoch als Nebenwirkung während der Therapie eine Neutropenie auftritt.

10.5 Kosten der Therapie

Auf Grund der derzeit zur Verfügung stehenden Studien ist der Schluss
zulässig, dass eine höher dosierte Therapie über einen längeren Zeitraum
eine größere Effektivität zeigt. Als Medikament der Wahl ist Ganciclovir,
da es bisher am besten im Zusammenhang mit konnataler CMV-Infektion
untersucht ist. Als Dosierung und Zeitraum der Therapie wurde für die
weiteren Berechnungen folgendes Schema verwendet: Ganciclovir 10 mg/
kg/Tag i.v. für 3 Wochen. Grundlage für die Berechnung der Kosten der
Therapie sind die im Kapitel „Kalkulierte Kosten LKH Graz" für den sta-
tionären Aufenthalt an einer neonatologischen Normalstation angegebenen
Kosten verwendet worden. Daraus ergeben sich die in Tabelle 36 aufgelis-
teten Kosten.

Tabelle 36. Kosten der Therapie einer konnatalen CMV-Infektion[11]

Kosten durch Hospitalisierung bei Therapie:

Variante 1 – Therapie aller konnatal infizierten Kinder
Normalstation auf Grund von Therapie

Tage	Kosten/Fall	p	Fälle/Jahr	Kosten/Jahr	
21	ATS 109.200,–	0,34%	37,7	ATS 4.112.594,–	€ 298.874,–

Intensivstation auf Grund fataler konn. Infektion

Tage	Kosten/Fall	p	Fälle/Jahr	Kosten/Jahr	
14	ATS 140.000,–	0,01%	0,9	ATS 122.082,–	€ 8.872,–
				ATS 4.234.676,–	**€ 307.746,–**

Variante 2 – Therapie der symptomatischen konnatal infizierten Kinder
Normalstation auf Grund von Therapie

Tage	Kosten pro Kind	p	Fälle/Jahr	Kosten/Jahr	
21	ATS 109.200,–	0,08%	9,0	ATS 985.930,–	€ 71.650,–

Intensivstation auf Grund fataler konn. Infektion

Tage	Kosten/Fall	p	Fälle/Jahr	Kosten/Jahr	
14	ATS 140.000,–	0,01%	0,9	ATS 122.082,–	€ 8.872,–
				ATS 1.108.012,–	**€ 80.522,–**

Kosten durch Hospitalisierung ohne Therapie:

Normalstation bei symptomatischer Infektion:

Tage	Kosten/Fall	p	Fälle/Jahr	Kosten/Jahr	
7	36.400,–	0,052%	5,7	ATS 208.859,–	€ 15.178,–
14	72.800,–	0,026%	2,8	ATS 205.742,–	€ 14.952,–

Intensivstation auf Grund fataler konn. Infektion

Tage	Kosten/Fall	p	Fälle/Jahr	Kosten/Jahr	
14	140.000,–	0,01%	0,9	ATS 122.082,–	€ 8.872,–
				ATS 536.682,–	**€ 39.002,–**

Mehrkosten/Jahr, die durch die Therapie anfallen:

Variante 1   **ATS 3.697.994,–   € 268.744,–**

Variante 2   **ATS 571.330,–   € 41.520,–**

[11] alle Parameter wie in Grafik V

Zu berücksichtigen ist weiters, dass nicht nur die Dosis des Virostatikums und die Dauer der Applikation, sondern auch der Zeitpunkt, wann mit der Therapie begonnen wird, einen Einfluss auf den Effekt der Therapie haben dürfte. Das heißt, je früher mit einer Therapie postnatal begonnen wird, umso besser. Um Kinder, die intrauterin mit dem Zytomegalievirus infiziert worden sind, rechtzeitig zu erkennen und auch entsprechend diagnostizieren zu können, ist es sinnvoll, durch ein Screeningprogramm die Risikogruppe zu erfassen. Die Kosten für eine effiziente Erfassungs- und Behandlungsstrategie sind in Abhängigkeit vom gewählten Screeningmodell in Tabelle 37 angeführt.

Tabelle 37. Kosten durch Screening und Therapie von konnataler CMV-Infektion

	Therapie von allen Kindern	Therapie der symptomatischen Kinder
Screeningmodell nach Landini et al	ATS 5.455.638,– € 396.477,–	ATS 2.328.974,– € 169.253,–
Screeningmodell nach Halwachs et al	ATS 4.740.676,– € 344.518,–	ATS 1.614.012,– € 117.295,–
Screeningmodell nach „Gold Standard"	ATS 5.884.676,– € 427.656,–	ATS 2.758.012,– € 200.433,–
Screeningmodell modifiziert nach Landini et al und Halwachs et al	ATS 5.614.106,– € 407.993,–	ATS 2.487.422,– € 180.768,–

10.6 Effizienz der Therapie

Konnatal CMV-infizierte Kinder, die bei der Geburt Symptome zeigen:

Bei der Behandlung von Symptomen, die bei der Geburt vorhanden sind, muss zwischen zwei Gruppen unterschieden werden.
1. Kinder, die Symptome einer aktiven, floriden CMV-Infektion haben (Pneumonie, Hepatitis, Thrombopenie, CID, etc)
2. Kinder, bei denen bei Geburt Veränderungen im ZNS (Verkalkungen, Mikrocephalie, etc.) festgestellt werden.

Auf Grund der derzeit vorliegenden Untersuchungen profitieren Kinder, die zu der unter Punkt 1 aufgeführten Gruppe gehören, von einer Therapie mit Ganciclovir. Bei der unter Punkt 2 angeführten Gruppe von Kindern ist diese Aussage nicht so klar zu treffen, da meist bestehende Verkalkungen oder eine Mikrocephalie durch eine Therapie nicht rückgängig gemacht werden können.

Abgesehen von den Akutsymptomen ist bei Kindern, die bei der Geburt eine symptomatische konnatale CMV-Infektion zeigen, das Risiko relativ groß, auch Spätsymptome (Hörschäden, mentale Retardierung, etc.) zu entwickeln. In Studien, die derzeit vorliegen und Kinder über einen längeren Zeitraum nachuntersucht haben [223], wird ein Erfolg der Therapie bezüglich der Minderung von Spätsymptomen beschrieben. Unabhängig von einer etwaigen Kostenersparnis durch das Screening und die Therapie konnataler Kinder muss gerade für bei Geburt symptomatische Kinder festgehalten werden, dass aus ethischen und moralischen Gründen eine Therapie durchgeführt werden soll, da die Nebenwirkungen der Therapie verantwortbar und ein möglicher Nutzen vorhanden ist.

Im Folgenden werden die Daten der oben beschriebenen Publikationen zur Therapie von konnatal CMV-infizierten Kindern noch einmal zusammengefasst (Tabelle 38).

Tabelle 38. Therapieeffekt bei symptomatisch konnatal CMV-infizierten Kindern

Autor	Jahr	Symptome nach Therapie	Sympt. Fälle (%)*
Whitley et al	1997	Schwerhörigkeit	83%
		Sehstörungen	28%
		Neurologische Probleme	76%
Nigro et al	1994	Schwere Spätfolgen	25%
		Milde Spätfolgen	25%
Tricoire et al	1993	Neurologische Probleme	50%

* sympt. Fälle nach Therapie bezogen auf alle therapierten Fälle

Stagno et al beschreibt 1995 dass 90% der bei Geburt symptomatischen Kinder Spätfolgen entwickeln. In Grafik 4 ist gezeigt, dass in Abhängigkeit von Serostatus der Mutter 44,3% (Mutter seronegativ), bzw. 66,7% (Mutter seropositiv) der bei Geburt symptomatischen Kinder Spätfolgen entwickelt werden. Obwohl derzeit keine doppelt blind randomisierten Studien zum Therapieerfolg vorliegen erscheint es realistisch, dass der Anteil von Spätfolgen bei Kindern, die bei Geburt symptomatisch sind, um 20% verringert werden kann. Weiters kann angenommen werden, dass bei weiteren 20% der Kinder, die bei Geburt Symptome zeigen, die Spätfolgen milder sind.

Konnatal CMV-infizierte Kinder, die bei Geburt asymptomatisch sind:

Zu dieser Gruppe von Kindern gibt es bisher keinerlei Untersuchungen über Therapie und Therapieerfolg. Alle Aussagen dazu sind hypothetisch und spekulativ. Trotzdem kann die Hypothese aufgestellt werden, dass, wenn symptomatische Kinder im Sinne einer Minderung von Spätsymptomen von einer Therapie profitieren, auch bei Kindern, die bei Geburt asymptomatisch sind, Spätfolgen vermindert werden können. Es scheint realistisch hier den selben Prozentsatz von erfolgreich therapierten Kindern anzunehmen, wie oben erwähnt.

Bei der Beurteilung der Kostenersparnis durch eine Therapie sind verschiedene Kriterien mitzuberücksichtigen.
– Therapieeffekt
– Prävalenz
– Gewähltes Screening und Therapiemodell

Von der Größe dieser Parameter und deren Konstellation hängt ab, ob und in welchem Ausmaß eine Kostenersparnis durch die Therapie herbeigeführt werden kann (Grafik 12).

Bei der Berechnung der Kosten wurde berücksichtigt, dass die Kosten, die durch Hospitalisierung entstehen, nicht vermindert werden können, da die Therapie ebenfalls stationär durchgeführt wird und dadurch die gleichen Kosten entstehen. Die Tabelle 39 zeigt die Gegenüberstellung der Kosten ohne Therapie und die Kosten mit Therapie (Therapie von allen infizierten Kindern, Therapie der bei Geburt symptomatischen Kinder) bei einer Prävalenz von 0,35% und einem Therapieerfolg von 20%.

Unter diesen Voraussetzungen ergibt sich bei Anwendung der Therapievariante 1 eine Kostenersparnis von ca. 4 Mio. ATS pro Jahr. Unberücksichtigt bei der ganzen Analyse sind die indirekten Kosten. Zu berücksichtigen ist ebenfalls, dass die effektive Kostenersparnis von dem gewählten Screeningmodell abhängt.

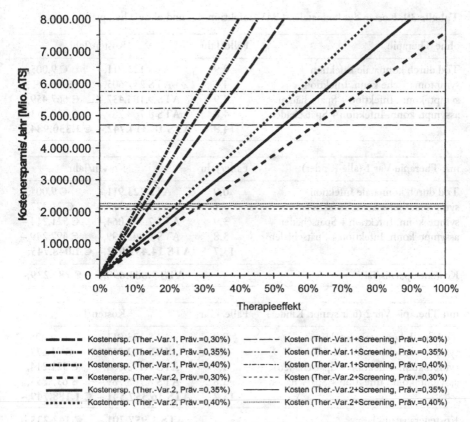

Grafik 12. Break-Even-Analyse: Kostenersparnis als Funktion des Therapieeffekts für unterschiedliche Prävalenzen der konnatalen CMV-Infektion

Tabelle 39. Kosten der konnatalen CMV-Infektion mit und ohne Therapie

ohne Therapie	Fälle/Jahr	Kosten/Jahr	
Tod durch konnatale Infektion	0,9	ATS 123.911,–	€ 9.005,–
symptomatische konn. Infektion	4,2	ATS 237.605,–	€ 17.267,–
sympt. konn. Infektion + Spätschäden	4,9	ATS 9.184.437,–	€ 667.459,–
assympt. konn. Infektion + Spätschäden	4,8	ATS 8.768.789,–	€ 637.253,–
	14,8	**ATS 18.314.742,–**	**€ 1.330.984,–**

mit Therapie Var 1 (alle Kinder)	Fälle/Jahr	Kosten/Jahr	
Tod durch konnatale Infektion	0,9	ATS 123.911,–	€ 9.005,–
symptomatische konn. Infektion	5,1	ATS 292.777,–	€ 21.277,–
sympt. konn. Infektion + Spätschäden	3,9	ATS 7.172.064,–	€ 521.214,–
assympt. konn. Infektion + Spätschäden	3,8	ATS 6.842.299,–	€ 497.249,–
	13,7	**ATS 14.431.052,–**	**€ 1.048.745,–**
Kostenersparnis/Jahr		**ATS 3.883.690,–**	**€ 282.239,–**

mit Therapie Var 2 (nur sympt. Kinder)	Fälle/Jahr	Kosten/Jahr	
Tod durch konnatale Infektion	0,9	ATS 123.911,–	€ 9.005,–
symptomatische konn. Infektion	5,1	ATS 292.777,–	€ 21.277,–
sympt. konn. Infektion + Spätschäden	3,9	ATS 7.172.064,–	€ 521.214,–
assympt. konn. Infektion + Spätschäden	3,8	ATS 8.768.789,–	€ 637.253,–
	13,7	**ATS 16.357.541,–**	**€ 1.188.749,–**
Kostenersparnis/Jahr		**ATS 1.957.201,–**	**€ 142.235,–**

11 Alternativen zu einer Therapie mit einem Virostatikum

11.1 Passive Immunisierung

Dass CMV-spezifische Immunglobuline einen protektiven Effekt haben und sich sowohl auf eine Verringerung der Übertragung des Virus von der Mutter auf das Kind, als auch auf eine Minimierung der Symptomatik bei konnatal infizierten Kindern positiv auswirken, haben die Beobachtungen der Übertragungsrate bei Frauen mit Sekundärinfektionen im Vergleich zu solchen mit Primärinfektionen, und der Symptomatik bei Kindern nach Sekundärinfektion der Mutter während der Schwangeren im Vergleich zu denjenigen von Müttern mit Primärinfektionen gezeigt. Der Einsatz von CMV-spezifischem (Hyper)-Immunglobulin in der Schwangerschaft zur Prävention einer Übertragung, bzw. zur Therapie von bereits infizierten Feten beschränkt sich auf wenige Fallberichte. Nigro et al (1999) berichten von der Therapie eines Fetus einer Zwillingsschwangerschaft mit CMV-spezifischem Hyperimmunglobulin [150]. Dabei wurde der Mutter über 3 Tage CMV-spezifische Hyperimmunglobulin intravenös verabreicht. Dem infizierten Fetus wurde eine einmalige Dosis CMV-spezifischen Hyperimmunglobulins in die Amnionflüssigkeit appliziert. Der Effekt dieser Therapie wird als positiv beschrieben. Nach der Infusion des CMV-spezifischen Hyperimmunglobulins kam es zu einer Regression der intrauterinen Wachstumsstörung, die Placentitis besserte sich und die neonatale Symptomatik wird als mild beschrieben. Obwohl auch der zweite, zum Zeitpunkt der Therapie noch nicht infizierte Zwilling nach der Geburt eine CMV-Ausscheidung zeigte, werden bei ihm keine Symptome beschrieben.

Ein zweiter Bericht stammt von Negishi et al (1998) [143]. Darin wird die intraperitoneale Verabreichung von CMV-Hyperimmunglobulin bei einem CMV-infizierten Fetus beschrieben. Zum Zeitpunkt der Diagnose war die Frau in der 26. Schwangerschaftswoche. Sowohl Amnionflüssigkeit als auch Nabelschnurblut des Fetus war CMV-DNA positiv. Die Symptomatik des Feten beschränkte sich auf einen Ascites. Cerebrale Verkalkungen oder Hydrocephalus wurden während der Schwangerschaft beim Feten nicht festgestellt. Als Indikation für eine CMV-spezifische Hyperimmunglobulingabe beim ungeborenen Kind galt der anti CMV-IgG Spiegel des Kindes, der nur ein Drittel von dem der Mutter betrug. Nach der Geburt wurden beim Kind minimale Verkalkungen neben dem rechten Ventrikel festgestellt. Es wird aber hypotetisiert, dass eine stärkere Symptomatik durch die Therapie verhindert wurde.

Ein dritter Fallbericht [36] beschreibt die Therapie einer Zwillingsschwangerschaft mit CMV-spezifischem Hyperimmunglobulin bei bestehender aktiver CMV-Infektion der Mutter und auffälligen sonographischen Befunden der beiden Feten (Hydrops fetalis, mit isoliertem Aszites, Hautödem und Kardiomegalie des einen Zwillingskindes). Die Diagnose erfolgte in der 26. Schwangerschaftswoche (SSW). Die Therapie führte zur völligen Rückbildung der fetalen Symptome bis zur 33. SSW. In der 38. SSW erfolgte die Spontangeburt von zwei deutlich dystrophen Kindern (beide hatten eine konnatale CMV-Infektion; CMV-Nachweis im Harn positiv), deren somatische und neurologische Entwicklung bis zu einer Nachuntersuchung im 11. Lebensmonat jedoch völlig unauffällig verlief.

Eine einzige Publikation [46] berichtet vom Einsatz CMV-spezifischen Hyperimmunglobulins zur Prävention und Therapie der konnatalen CMV-Infektion in einer größeren Gruppe von Schwangeren. Der Studienaufbau und das -ergebnis sind in Grafik 13 und 14 dargestellt. Die Therapie bestand aus der i.v. Gabe von CMV-spezifischem Immunglobulin (200 U/kg des Gewichts der Mutter und 400 U/kg des Gewichts des Fetus). In Gruppe A sollte durch die Therapie eine Symptomatik des Kindes, vor allem eine CMV-Pneumonie und CMV-Gastroenteritis, verhindert werden, wohingegen in Gruppe B die Übertragung des Virus von der Mutter auf das Kind verhindert werden soll. Die Ergebnisse sprechen dafür, dass durch die passive Immunisierung sowohl eine Symptomatik des Kindes verringert wird, als auch eine Übertragung des Virus auf das noch ungeborene Kind während einer Primärinfektion der Mutter verhindert werden kann.

Auf Grund von Untersuchungen, die die transplazentare Übertragung von Immunglobulinen in Abhängigkeit vom Schwangerschaftsmonat beobachteten [106], scheint eine passive Immunisierung der Mutter alleine vor allem dann sinnvoll, wenn es noch zu keiner Virusübertragung auf das Kind gekommen ist, da in den ersten Wochen der Schwangerschaft der Transport von Immunglobulinen von der Mutter durch die Plazenta zum Kind nur gering ausgeprägt ist. So ist sowohl die IgG als auch die IgA Konzentration im ersten Trimester (Woche 6 bis 12) beim Kind 28- bis 128-mal

Gruppe A

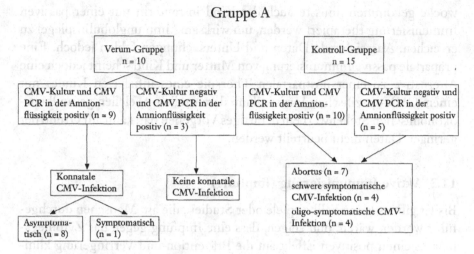

Grafik 13. Prävention einer symptomatischen konnatalen CMV-Infektion durch Hyperimmunglobulinprophylaxe der Mutter während der Schwangerschaft.

Gruppe B

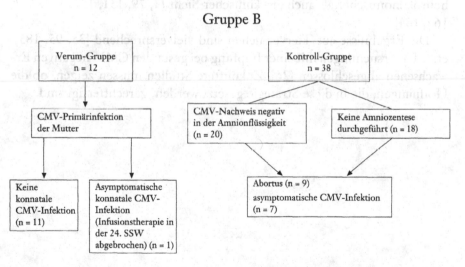

Grafik 14. Prävention einer Virusübertragung von der Mutter auf das Kind durch Gabe von CMV-spezifischem Hyperimmunglobulin bei bestehender Primärinfektion der Mutter

niedriger als bei der Mutter. Erst nach der 32. Schwangerschaftswoche kommt es zu einem signifikanten Anstieg von Immunglobulinen im Blut des Kindes [218], bedingt durch einen forcierten transplazentaren Transport. Ist es also bereits zu einer Virusübertragung vor der 32. Schwangerschaftswoche gekommen, müsste auch das Kind intrauterin mit einer passiven Immunisierung therapiert werden, um wirksame Immunglobulinspiegel zu erreichen. Ausreichende Daten und Untersuchungen fehlen jedoch. Eine präpartale passive Immunisierung von Mutter und Kind scheint jedoch eine Alternative zu einer postpartalen Therapie eines infizierten Kindes mit einem CMV-spezifischen Virostatikum darzustellen. Welchen gesundheitsökonomischen Stellenwert ein derartiges Vorgehen hat, kann auf Grund der geringen Daten nicht beurteilt werden.

11.2 Aktive Immunisierung (Impfung)

Bisher gibt es keine Fallbeispiele oder Studien, die am Menschen durchgeführt worden wären, und zeigen, dass eine Impfung gegen das Zytomegalievirus einen positiven Effekt auf die Prävention und Verringerung klinische Symptomatik der konnatalen CMV-Infektion hätte. Trotzdem wird von vielen Seiten eine aktive Immunisierung gegen das Zytomegalievirus gefordert, da es die sinnvollste Strategie erscheint, sowohl aus gesundheitsökonomischer als auch aus klinischer Sicht [4, 79, 131, 152, 156, 162, 163, 164].

Die Ergebnisse aus Tierversuchen sind vielversprechend [35, 95, 185], erste Untersuchungen mit einer Impfung bei gesunden CMV-negativen Erwachsenen abgeschlossen [26]. Zukünftige Studien müssen zeigen, ob die Hoffnungen, die in diese Strategie gesetzt werden, gerechtfertigt sind.

12 Zusammenfassung

Unter Berücksichtigung der 10 Punkte, die laut WHO für die Einführung von Screeninguntersuchungen erfüllt werden sollen, ergibt sich folgende Zusammenfassung:

1 The condition sought should be an important health problem

Auf Grund der Metaanalysen muss mit einer Prävalenz der konnatalen CMV-Infektion von 0,35% gerechnet werden. Das bedeutet, dass in der Steiermark ca. 40 Neugeborene von dieser Erkrankung betroffen sind. Von den betroffenen Kindern leiden ca. 15 Kinder an den Folgen der Erkrankung, wovon 1 Kind pro Jahr daran stirbt.

2 There should be an accepted treatment for patients with recognized disease

Die größte Erfahrung bei der Behandlung der konnatalen CMV-Infektion besteht derzeit mit dem Virostatikum Ganciclovir®. Dieses Medikament ist im Bereich der Transplantationsmedizin schon lange in Verwendung. Die beschriebenen Nebenwirkungen sind passagere, d. h. eine Dosisreduktion, bzw. Abbruch der Therapie führt zu einem Verschwinden der durch das Medikament ausgelösten Symptome. Obwohl zurzeit noch keine doppelt blind randomisierten Studien für die Behandlung konnataler CMV-Infektionen existieren, sind die Erfolgschancen nach derzeitiger Einschätzung doch so groß (siehe D. W. Kimberlin, erste Daten einer doppelt blind randomisierten Studie), dass bei der Geburt symptomatische konnatal CMV-infizierte Kinder aus moralischen und ethischen Gründen behandelt werden sollten, da dies die einzige Möglichkeit ist, Akutsymptome zu behandeln und eventuelle Spätfolgen zu minimieren oder zu verhindern. Die Auswirkungen einer Behandlung auf die Entwicklung von Spätsymptomen bei Kindern, die bei Geburt keine Symptome zeigen, sind zurzeit noch nicht bekannt. Trotzdem scheint die Hypothese erlaubt, dass bei asymptomatischen Kindern die selben Erfolgschancen bestehen, wie bei symptomatischen Kindern. Hier sind jedoch Studien noch notwendig.

3 Facilities for diagnosis and treatment should be available

Bezüglich der Diagnose einer konnatalen CMV-Infektion gibt es unterschiedliche Ansätze. Wird kein Wert darauf gelegt zwischen Primär- und Sekundärinfektionen der Mutter zu unterscheiden, erscheint es sinnvoll, die Untersuchungen erst zum Zeitpunkt der Geburt durchzuführen. Alle Untersuchungsmöglichkeiten stehen jedoch auch für größere Reihenuntersuchungen zur Verfügung, eine Umsetzung würde vermutlich eine anfängliche Investition bedeuten, die sich in einem akzeptablen Rahmen hält. Dasselbe gilt für die Therapie.

4 There should be a recognizable latent or early symptomatic stage

Eine Diagnose, ob eine konnatale CMV-Infektion vorliegt oder nicht, ist theoretisch bei der Geburt möglich.

5 There should be a suitable test or examination

Derzeit erscheint eine Untersuchung zum Zeitpunkt der Geburt am sinnvollsten, da es die geringste Belastung darstellt (auch die psychische Belastung durch Ungewissheit der Mutter wegfällt, die bei Untersuchungen während der Schwangerschaft aufkommen würde). Gold Standard ist die Harnuntersuchung des Kindes. Diese könnte jedoch durch eine Untersuchung des Nabelschnurblutes mit Hilfe von molekularen Methoden ersetzt werden [151]. Geräte, die eine große Menge von Proben innerhalb kürzester Zeit abarbeiten können, sind im Handel erhältlich, weiters ist es in naher Zukunft möglich, die Kosten für diese Diagnose im Vergleich zu den in diesem Bericht angegeben Kosten zu reduzieren.

6 The test should be acceptable to the population

Sowohl die Harnuntersuchung als auch die Untersuchung des Nabelschnurblutes stellt für das Kind keine Belastung dar. Eine Diagnose in der ersten postnatalen Woche kann bei entsprechender logistischer Aufbereitung gewährleistet werden.

7 The natural history of the condition, including development from latent to declared disease, should be adequately understood

Erreger und Symptomatik sind bekannt. Nicht bekannt sind derzeit die Risikofaktoren, die zu einer Übertragung des Virus von der Mutter auf das Kind führen. Weiters ist nicht bekannt, welche Faktoren dazu führen, dass Spätsymptome auftreten. Nach derzeitigem Stand scheint es jedoch gerechtfertigt alle infizierten Kinder zu behandeln, unabhängig von dem klinischen Erscheinungsbild bei der Geburt.

8 There should be an agreed policy on whom to treat as patients

Derzeit gibt es keinen international gültigen Standard bezüglich der Therapie der konnatalen CMV-Infektion. Auf Grund der derzeit zur Verfügung stehenden Daten scheint die beste Wirkung durch eine höhere Dosierung des Virostatikums, einen längeren Therapiezyklus und einen frühen Beginn der Therapie zu erzielen zu sein.

9 The cost of case-finding (including diagnosis and treatment of patients diagnosed) should be economically balanced in relation to possible expenditure on medical care as a whole

Die Kosten durch Screening, Diagnose und Therapie dürften bei dem derzeit geschätzten Therapieerfolg in etwa so hoch sein, wie durch den Therapieeffekt an Kosten eingespart werden kann. Nicht zu vergessen sind jedoch ethische und moralische Gründe eines Screening, Diagnose und Therapieprogrammes sowie eine Verbesserung der Lebensqualität durch die Therapie.

10 Case-finding should be a continuing process and not a „once and for all" projekt

Screening, Diagnose und Therapie sollte im Rahmen der Mutter-Kind-Pass Untersuchungen durchgeführt werden, wobei dieses Programm nach einem abschätzbaren Zeitraum reevaluiert werden sollte, um so eine Adaptierung an in der Zwischenzeit zur Verfügung stehende Erkenntnisse zu ermöglichen.

Anhang I

Cymevene „Roche" Trockensubstanz zur Infusionsbereitung

Zusammensetzung (arzneilich wirksame Bestandteile nach Art und Menge)
Eine Stechampulle enthält als Wirkstoff 500 mg Ganciclovir in Form des Natriumsalzes.

Darreichungsform
Trockensubstanz zur Infusionsbereitung.

Klinische Angaben

Anwendungsgebiete
Therapie von augenlicht- oder lebensbedrohenden Zytomegalievirus (CMV) Erkrankungen bei Patienten mit erworbener Immunschwäche (AIDS) bzw. medikamentöser Immunsuppression und zur Prophylaxe von CMV-Erkrankungen bei Transplantationspatienten.
Ganciclovir sollte nur nach einer sorgfältigen Nutzen-Risiko-Abwägung eingesetzt werden (siehe Abschnitt Warnhinweise und Vorsichtsmaßnahmen für die Anwendung).

Dosierung, Art und Dauer der Anwendung
Zur i.v.-Infusion nach Auflösung und Verdünnung.
Jede Einzeldosis soll langsam über 1 Stunde verabreicht werden.

Anwendungshinweise
Die Aufbereitung der gebrauchsfertigen Infusionslösung erfolgt in zwei Stufen:
Herstellen der Cymeve-Stammlösung (50 mg Ganciclovir/ml)
1. In die Injektionsflasche mit Trockensubstanz werden 10 ml steriles Wasser injiziert.
2. Um eine vollständige Auflösung der Trockensubstanz zu erreichen, muss die Injektionsflasche bis zu 3 Minuten geschüttelt werden.

3. Die Stammlösung in der Injektionsflasche ist für 12 Stunden bei Raumtemperatur stabil. Die Lösung soll nicht gekühlt werden. Nur klare Lösungen verwenden!

Herstellen der gebrauchsfertigen Cymevene-Infusionslösung
1. Der Inhalt der Injektionsflasche wird auf Fremdpartikel geprüft, bevor
   die für den Gebrauch vorgesehene Lösung hergestellt wird.
2. Anhand des Körpergewichts des Patienten wird die notwendige Dosis
   errechnet (siehe Tabelle).
3. Der Stammlösung (50 mg Ganciclovir/ml) wird das der Dosis entsprechende Volumen entnommen und ca. 100 ml einer kompatiblen Infusionslösung zugesetzt, sodass eine Wirkstoffkonzentration von 10 mg/ml
   nicht überschritten wird.
   Da die Cymevene-Stammlösung kein Konservierungsmittel enthält, ist
   eine Mehrfachentnahme auszuschließen und Reste sind daher zu verwerfen.
   Für folgende Infusionslösungen ist die chemische und physikalische
   Kompatibilität mit Ganciclovir belegt worden: physiologische Kochsalzlösung, Dextrose 5%, Ringer Lösung, Ringer-Lactat-Lösung.
4. Da Ganciclovir in Wasser aufgelöst wird, das keine Konservierungsmittel enthält, soll die gebrauchsfertige Infusionslösung im Kühlschrank
   aufbewahrt und innerhalb von 24 Stunden verwendet werden (nicht einfrieren! Mehrfachentnahmen sind auszuschließen und nur klare Lösungen zu verwenden (siehe auch Abschnitt Inkompatibilitäten).

Verabreichung der Cymevene-Infusionslösung
Die gebrauchsfertige Infusionslösung wird kontinuierlich im Verlauf von
1 Stunde mittels Tropfinfusion intravenös verabreicht.
   Auf Grund ihres hohen alkalischen pH-Wertes (9–11) kann die ge-
brauchsfertige Infusionslösung Venenentzündungen und Schmerzen am
Infusionsort hervorrufen. Deshalb sollte sie nur in Venen mit angemesse-
ner Blutstromgeschwindigkeit verabreicht werden (siehe auch Abschnitt
Hinweise für die Handhabung).

Dosierung
Patienten mit normaler Nierenfunktion
Empfohlene Initialdosis
Die tägliche Dosis beträgt 10 mg Ganciclovir/kg Körpergewicht. Sie wird
in zwei Einzeldosen von je 5 mg Ganciclovir/ kg Körpergewicht aufgeteilt,
die in 12-stündigem Abstand mittels intravenöser Tropfinfusion verabreicht
werden.

Daraus ergibt sich folgendes Dosierungsschema:

Körpergewicht (kg)	Einzeldosis (= ED) Ganciclovir (mg)	Stammlösung pro ED (C = 50 mg/ml) (ml)	Tagesdosis (= 2 ED in 12-stündigem Abstand) Ganciclovir (mg)
50	250	5,0	500
60	300	6,0	600
70	350	7,0	700
80	400	8,0	800
90	450	9,0	900
100	500	10,0	1000

Empfohlene Erhaltungsdosis
Bei Patienten, deren Immundefizienz sich nicht zurückgebildet hat und die daher für CMV-Reinfektionen anfällig sind, wird folgende Dosierung während der Erhaltungstherapie empfohlen:
– eine Einzelgabe von 6 mg Ganciclovir/kg Körpergewicht pro Tag an 5 Tagen der Woche oder
– 5 mg Ganciclovir/kg Körpergewicht pro Tag an 7 Tagen der Woche.
Die erstgenannte Verabreichungsart ermöglicht bei ambulanten Patienten ein behandlungsfreies Wochenende.

Patienten mit eingeschränkter Nierenfunktion
Bei Patienten mit eingeschränkter Nierenfunktion sollte die Dosis entsprechend den Angaben der untenstehenden Tabelle geändert werden.
Die folgende Formel gibt den Zusammenhang zwischen Kreatininclearance und Serumkreatinin.

Für Männer:
Kreatininclearance = (140 – Alter [in Jahren] × Körpergewicht [kg])
72 × (0,011 × Serumkreatinin [mmol/l])

Für Frauen:
0,85 × Wert für Männer.

Da bei Patienten mit eingeschränkter Nierenfunktion eine Dosisreduktion empfohlen wird, sollte das Serumkreatinin oder die Kreatininclearance sorgfältig kontrolliert werden.

Kreatinin-Clearance (ml/min)	Initialdosis	Erhaltungsdosis
≥70	5,0 mg/kg alle 12 Stunden	5,0 mg/kg/d
50–69	2,5 mg/kg alle 12 Stunden	2,5 mg/kg/d
25–49	2,5 mg/kg/d	1,25 mg/kg/d
10–24	1,25 mg/kg/d	0,625 mg/kg/d
<10	1,25 mg/kg 3-mal wöchentlich nach der Hämodialyse	0,625 mg/kg 3-mal wöchentlich

Ältere Patienten

Es liegen keine speziellen Erfahrungen bezüglich der Anwendung von Ganciclovir bei älteren Patienten vor. Da ältere Patienten häufig eine verminderte Nierenfunktion haben, sollte Ganciclovir unter besonderer Berücksichtigung dieses Umstandes angewendet werden (siehe Dosierungsangaben zu Patienten mit eingeschränkter Nierenfunktion).

Kinder und Jugendliche

Die Sicherheit und therapeutische Wirksamkeit von Ganciclovir bei pädiatrischen Patienten einschließlich der Behandlung von kongenitalen oder neonatalen CMV-Infektionen ist nicht gesichert. Die Anwendung von Ganciclovir bei Kindern und Jugendlichen erfordert wegen des kanzerogenen und reproduktionstoxikologischen Potentials äußerste Vorsicht. Der mögliche Nutzen der Anwendung sollte diese Risiken rechtfertigen.

Bei Patienten mit Leukopenie, schwerer Neutropenie, Anämie und/oder Thrombozytopenie sollte eine Dosisreduktion erwogen werden. Häufige Kontrollen des Blutbildes und der Thrombozytenzahlen werden empfohlen.

Dauer der Verabreichung

Therapie

Die Initialdosis soll für die Behandlung der CMV-Retinitis 14–21 Tage und für die Prophylaxe bei Transplantationspatienten 7–14 Tage lang verabreicht werden.

Die Erhaltungstherapie ist zeitlich nicht beschränkt; sie wird bei Patienten, deren Immunstatus kurzfristig keine Verbesserung erwarten lässt, jeweils durch die klinische Notwendigkeit einer Rezidivvorbeugung bestimmt.

Prophylaxe
Die Dauer der Verabreichung an Transplantations-Patienten ist abhängig
von der Dauer und vom Grad der Immunsuppression. In kontrollierten klinischen Prüfungen bei Patienten mit allogener Knochenmarktransplanta-
tion wurde die Behandlung bis zu 120 Tage nach der Transplantation fortgesetzt. Bei einigen Patienten, bei welchen die Verabreichung frühzeitig
abgebrochen wurde, trat eine CMV-Erkrankung auf. Bei Patienten mit
allogener Herztransplantation wurde die i.v. Gabe nach 28 p.o. Tagen gestoppt unter der Voraussetzung, dass die Behandlung sofort nach Auftreten
einer CMV-Erkrankung fortgesetzt wird.

Beim Auftreten einer schweren Neutropenie (< 500 Neutrophilie/µl)
und/oder Thrombozytopenie (< 25.000 Thrombozyten/µl) muss die Behandlung mit Ganciclovir unterbrochen werden, bis sich das Knochenmark
erholt hat (mindestens 750 Neutrophilie/µl).

Gegenanzeigen
Überempfindlichkeiten gegen Ganciclovir, Aciclovir oder einen der Hilfsstoffe; schwere Neutropenie (< 500 Neutrophile/µl) und/oder Thrombozytopenie (< 25.000 Thrombozyten/µl).

Bei Patienten mit Resorptionsstörungen (z.B. Diarrhöe) sollte Ganciclovir intravenös verabreicht werden.

Ganciclovir besitzt ein teratogenes, kanzerogenes und die Spermatogenese hemmendes Potential (siehe Abschnitt „Besondere Warnhinweise zur
sicheren Anwendung").

Warnhinweise und Vorsichtsmaßnahmen für die Anwendung
Frauen im gebärfähigen Alter müssen während der Therapie mit Ganciclovir eine effiziente Empfängnisverhütung durchführen. Ebenso müssen
Männer während der Therapie mit Ganciclovir und bis zu 90 Tage nach deren Beendigung wirksame Maßnahmen durchführen, um kein Kind zu zeugen.
Vorsicht: Cymevene darf nicht als schnelle oder als Bolus-Injektion verabreicht werden, da ein überhöhter Plasmaspiegel die Toxizität verstärken
könnte.

Intramuskuläre oder subkutane Injektionen sind zu unterlassen, da durch
den hohen pH-Wert (~11) der Lösung eine schwere Gewebeirritation hervorgerufen werden kann. Das empfohlene Dosierungsschema sollte unbedingt eingehalten werden.

Die toxischen Wirkungen von Ganciclovir umfassen Leukopenie, Anämie und Thrombozytopenie. Wenn diese auftreten, können Dosismodifi-

kationen erforderlich sein. Beim Auftreten einer schweren Neutropenie (< 500 Neutrophile/μl) und/ oder Thrombozytopenie (< 25.000 Thrombo- zyten/μl) muss die Behandlung mit Ganciclovir unterbrochen werden, bis sich das Knochenmark erholt hat (mindestens 750 Neutrophile/μl).

Überwachung der Patienten

Während der Behandlung mit Ganciclovir sollten Blutbild und Nieren- funktion alle 2 Wochen kontrolliert werden. Bei Patienten, deren Neut- rophilen-Ausgangswerte < 1000 Zellen/μl sind oder die unter vorheriger myelotoxischer Therapie eine Neutropenie entwickelten, sollen die Neutro- philen-Werte mindestens wöchentlich überprüft werden.

Bei der Verabreichung von Cymevene als i.v.-Infusion muss gegebenen- falls auf einen ausgeglichenen Flüssigkeitshaushalt geachtet werden, da Cy- mevene über die Nieren ausgeschieden wird und eine ausreichende Aus- scheidung von einer entsprechenden Nierenfunktion abhängig ist.

Die folgenden unerwünschten Wirkungen, die bei Ganciclovir-behan- delten Patienten auftraten, sind potentiell tödlich: Pankreatitis, Sepsis, Multi-Organversagen.

Wegen der Erhöhung der Didanosin-Plasmaspiegel bei gleichzeitiger Ganciclovirtherapie auf ungefähr das Doppelte ist besonders auf mögliche Didanosin-bezogene Nebenwirkungen zu achten.

Ganciclovir bewirkt keine Heilung der CMV-Retinitis; immunsuppri- mierte Patienten können eine Progression ihrer Retinitis während oder nach der Behandlung erfahren. Die Patienten sind darauf hinzuweisen, dass sie sich während der Therapie mindestens alle 4–6 Wochen ophthalmolo- gischen Untersuchungen unterziehen müssen. Manche Patienten benöti- gen häufigere Kontrollen.

Wechselwirkungen mit anderen Mitteln

Die gleichzeitige Anwendung von Substanzen, die die tubuläre Sekretion der Niere hemmen (wie Probenecid), führt zu erniedrigter renaler Clea- rance, verlängerter Plasmahalbwertszeit und erhöhten Plasmaspiegeln von Ganciclovir.

Wirkstoffe, die die Replikation schnellteilender Zellen (z.B. Sperma- togonien, Knochenmarkszellen, Zellen der germinativen Schichten der Haut) hemmen, können einen additiven toxischen Effekt ausüben, wenn sie vor, während oder nach einer Ganciclovir-Therapie verabreicht werden. Die Kombination von Ganciclovir mit Dapson, Pentamidin, Vincristin, Vinblastin, Adriamycin, Amphotericin B, Trimethoprim-Sulfonamid-Kom- binationen, Fluzytosin oder anderen Nucleosidderivaten beinhaltet die

Möglichkeit additiver Toxizität und sollte daher nur nach sorgfältiger Abwägung des Nutzen-Risiko-Verhältnisses erfolgen.

Zidovudin (AZT): Sowohl Zidovudin als auch Ganciclovir können eine Granulozytopenie (Neutropenie) und Anämie verursachen. Auf diese unerwünschten Wirkungen muss besonders geachtet werden.

Didanosin: Die für die Initialtherapie erforderlichen Dosen von Ganciclovir können die AUC von Didanosin um ungefähr 70% erhöhen; auf Didanosin-bezogene unerwünschte Wirkungen ist besonders zu achten. Die Erhaltungsdosis kann die AUC von Didanosin um ca. 50% erhöhen.

Imipenem-Cilastatin: Unter gleichzeitiger Verabreichung von Ganciclovir und der Kombination von Imipenem mit Cilastatin sind generalisierte Krampfanfälle aufgetreten, weshalb diese Präparatekombination nur nach sorgfältiger Abwägung des Nutzen-Risiko-Verhältnisses angewendet werden sollte.

Mycophenolatmofetil: Basierend auf den Resultaten einer Einzeldosisstudie mit der empfohlenen Dosis von oral verabreichtem Mycophenolatmofetil und intravenös verabreichtem Ganciclovir sowie den bekannten Effekten einer Niereninsuffizienz auf die Pharmakokinetik von Mycophenolatmofetil (siehe Abschnitt Warnhinweise und Vorsichtsmaßnahmen für die Anwendung) und Ganciclovir, wird erwartet, dass die gleichzeitige Verabreichung dieser Wirkstoffe (die um die renale tubuläre Sekretion konkurrieren) in erhöhten Konzentrationen von MPAG und Ganciclovir resultieren werden. Es wird keine wesentliche Veränderung der MPA-Pharmakokinetik erwartet, demzufolge ist eine Dosisanpassung von Mycophenolatmofetil nicht erforderlich. Bei Patienten mit Niereninsuffizienz, denen Mycophenolatmofetil und Ganciclovir gleichzeitig verabreicht wird, sind die Dosierungsempfehlungen für Ganciclovir zu beachten und die Patienten sorgfältig zu überwachen.

Schwangerschaft und Stillzeit
Die Sicherheit der Anwendung von Ganciclovir während der Schwangerschaft ist nicht festgestellt worden. In tierexperimentellen Studien wurden toxische Wirkungen auf die Reproduktion festgestellt, z.B. Missbildungen, oder andere Störungen der Entwicklung des Embryo oder des Fötus, bzw. Störungen des Verlaufes der Gravidität und der peri- und postnatalen Entwicklung.

Ganciclovir sollte in der Gravidität nur dann angewendet werden, wenn der mögliche Nutzen die Risiken für den Fötus rechtfertigen (siehe Abschnitt Warnhinweise und Vorsichtsmaßnahmen für die Anwendung).

Es ist nicht bekannt, ob Ganciclovir in die Muttermilch übertritt. Da diese Möglichkeit jedoch nicht ausgeschlossen werden kann, soll Ganciclovir an stillende Mütter nicht verabreicht werden.

Der Zeitpunkt, ab dem nach der letzten Einnahme von Ganciclovir wieder ohne Risiko für den Säugling gestillt werden kann, ist nicht bekannt.

Auswirkungen auf die Verkehrstüchtigkeit und das Bedienen von Maschinen

Cymevene kann auch bei bestimmungsgemäßem Gebrauch das Reaktionsvermögen so weit verändern, dass die Fähigkeit zur aktiven Teilnahme am Straßenverkehr oder zum Bedienen von Maschinen beeinträchtigt wird. Dies gilt in verstärktem Maße im Zusammenwirken mit Alkohol.

Nebenwirkungen

Folgende Nebenwirkungen wurden bisher während der Ganciclovir-Therapie beobachtet, wobei deren ursächlicher Zusammenhang jedoch nicht gesichert ist und eventuell auch auf die CMV-Infektion oder die Immunschwäche zurückzuführen ist:

Hämatopoetisches System: Anämie, hypochrome Anämie, Leukopenie, Eosinophilie, Panzytopenie, Thrombozytopenie, Knochenmarksdepression, Neutropenie, Splenomegalie.

Zentralnervensystem: Schwindel, abnorme Träume und Gedanken, Angst, Konfusion, Verwirrung, Schläfrigkeit, Schlaflosigkeit, Nervosität, Depression, Euphorie, manische Reaktionen, Denkstörungen, Psychose, Mundtrockenheit, Änderung des Geschmackssinnes, Parästhesie, Hypästhesie, Ataxie, Tremor, Anfallsleiden, Koma, Seh- und Hörstörungen (bis zur Erblindung und Taubheit), verminderte Libido.

Herz-Kreislauf-System: Arrhythmie, tiefe Thrombophlebitis, Hypertonie, Hypotonie, Migräne, Phlebitis, Vasodilatation.

Gastrointestinaltrakt: Übelkeit, Aufstoßen, Erbrechen, Flatulenz, Obstipation, Diarrhoe, Abdominalschmerzen, Dyspepsie, Dysphagie, Incontinentia alvi, Veränderungen im Bereich der Zunge, Geschwüre im Mund, Pankreatitis, gastrointestinale Blutungen, Ösophagitis, Hepatitis, Ikterus.

Urogenitaltrakt: Änderung der Miktionsfrequenz, Harnwegsinfekt, verminderte Kreatininclearance, Hämaturie, Störung der Nierenfunktion bis Nierenversagen.

Haut und Hautanhangsgebilde: Schwitzen, Akne, Alopezie, Juckreiz, Ausschlag, Urtikaria, Herpes simplex, maculopapulöses Exanthem, Mundtrockenheit, Geschwüre der Mundschleimhaut.

Respirationstrakt: vermehrter Husten, Dyspnoe.

Sinnesorgane: Augenschmerzen, Konjunktivitis, Sehstörungen, Amblyopie, Retinitis, Ablösung der Netzhaut, Glaskörpertrübung, Glaukom, Blindheit; abnormes Geschmacksempfinden; Taubheit.

Muskel- und Skelettsystem: Myalgie, Myasthenie.

Endokrines System: Es wird als wahrscheinlich erachtet, dass Ganciclovir eine vorübergehende oder bleibende Hemmung der Spermatogenese verursacht. Auf Grund tierexperimenteller Befunde ist nicht auszuschließen, dass auch die weibliche Fertilität negativ beeinflusst wird.

Körper als Ganzes: vergrößertes Abdomen, Anorexie, Asthenie, Cellulitis, Schmerzen in der Brust, Schüttelfrost, Ödem, Fieber, Kopfschmerzen, Infektionen (vor allem opportunistische), Beeinträchtigung des Wohlbefindens, Schmerzen, Photosensibilitätsreaktionen, Sepsis.

Laborwerte: abnorme Leberfunktionswerte, z.B. Erhöhung der alkalischen Phosphatase, der AST, ALPT; erhöhte BUN-Werte, erhöhte Kreatininwerte und CPK. verminderter Blutzucker, Hypokaliämie, erhöhte LDH.

Überdosierung

Die maximale untersuchte Humandosis beträgt 6000 mg Ganciclovir oral/Tag (aufgeteilt in 3–6 Tagesgaben). Im Vergleich zum Nebenwirkungsprofil der Regeldosierung (3000 mg/Tag) wurden qualitativ keine Unterschiede festgestellt.

Die unerwünschten Wirkungen nach einer Überdosierung von Ganciclovir umfassen irreversible Panzytopenie, persistente Knochenmarkdepression, reversible Neutropenie oder Granulozytopenie, Leber- und Nierenfunktionsstörungen und Krämpfe.

Bei Patienten, die eine Überdosis von Ganciclovir erhalten haben, kann Dialyse und Hydratation helfen, die Plasmaspiegel zu senken.

Pharmakologische Eigenschaften

Pharmakotherapeutische Gruppe: Virustatikum; ATC-Klassifikation J05AB06

Pharmakodynamische Eigenschaften

Ganciclovir, ein synthetisches Guaninderivat, hemmt die Replikation von Herpesviren in vitro und in vivo. Das Spektrum empfindlicher humaner Herpesviren umfasst: Zytomegalie-Virus (CMV), Herpes-simplex-Virus-1 und -2 (HSV-1, HSV-2), Herpes-Virus-Typ 6 (HHV-6), Epstein-Barr-Virus (EBV), Varicella-Zoster-Virus (VZV) und Hepatitis-B-Virus. Die klinischen Studien waren auf den Wirksamkeitsnachweis bei Patienten mit CMV-Infektionen begrenzt.

Ganciclovir wird intrazellulär durch eine zelluläre Deoxyguanosin(dG)-Kinase zu Ganciclovir-Monophosphat und durch weitere zelluläre Kinasen zu Ganciclovir-Triphosphat phosphoryliert. Diese Phosphorylierungsreaktionen spielen sich bevorzugt in CMV-infizierten Zellen ab, in denen die Konzentration der zellulären Kinasen ca. 10-fach erhöht ist und in denen zudem der Metabolismus von Ganciclovir-Triphosphat stark verlangsamt ist. Der virustatische Effekt von Ganciclovir beruht auf der Inhibierung der viralen DNS-Replikation, wobei die Hemmung über die zwei folgenden Mechanismen erfolgt:

– Ganciclovir-Triphosphat hemmt kompetitiv den durch die DNS-Polymerase gesteuerten Einbau von dGTP in die virale DNS.
– Der Einbau von Ganciclovir-Triphosphat in die virale DNS hat den Abbruch oder eine deutliche Beschränkung der viralen DNS-Elongation zur Folge.

Die mediane Konzentration von Ganciclovir, die die Vermehrung von Laborstämmen oder klinischen Isolaten von CMV hemmt (ED_{50}), liegt bei 0,02–3,48 µg/ml). Die Beziehung zwischen der Sensitivität von CMV gegenüber Ganciclovir in vitro und der klinisch-therapeutischen Antwort ist nicht definiert. Ganciclovir hemmt die Proliferation von Säugerzellen in vitro erst in höheren Konzentrationen. Die IC_{50}-Werte reichen von 30–72 µg/ml, wobei eine Ausnahme bei den koloniebildenden Knochenmarkszellen besteht. Diese sind sensitiver mit IC_{50}-Werten von 0,028–0, µg/ml.

Virale Resistenz
Nach derzeitiger Definition liegt eine In-vitro-Resistenz von CMV gegenüber Ganciclovir bei einer IC_{50} >3,06 µg/ml (12 µmol/L) vor. Eine CMV-Resistenz auf Ganciclovir bei Personen mit AIDS und CMV-Retinitis, die noch keine Ganciclovir-Therapie erhalten haben, kommt vor, scheint aber selten zu sein. Die Entwicklung einer In-vitro-Resistenz während der prophylaktischen Anwendung von oralem Ganciclovir bei HIV-positiven Patienten ist ebenfalls selten. Die Resistenzentwicklung geht mit Therapieversagen einher. In-vitro-Resistenz wurde auch bei Patienten unter langdauernder therapeutischer Anwendung von Ganciclovir beobachtet. Bei Patienten, die eine ungenügende klinische Besserung oder eine unter der Behandlung weiterbestehende Virusexkretion zeigen, sollte an das Vorliegen einer viralen Resistenz gedacht werden.

Pharmakokinetische Eigenschaften

Absorption und Verteilung

Nach einstündiger Infusion einer Dosis von 5 mg/kg Ganciclovir lag die AUC zwischen 22,1 ± 3,2 (n = 16) und 26,8 ± 6,1 µg.h/ml (n = 16), die C_{max} lag zwischen 8,27 ± 1,02 (n = 16) und 9,0 ± 1,4 µg/ml (n = 16).

Das Verteilungsvolumen im Fließgleichgewicht nach i.v.-Verabreichung betrug 0,74 ± 0,15 l/kg (n = 98). Die 0,25 bis 5,67 Stunden p.a. bestimmten Ganciclovirkonzentrationen im Liquor betrugen bei drei Patienten, die alle 8 oder alle 12 Stunden eine i.v.-Dosis von 2,5 mg/kg erhalten hatten, 0,31 bis 0,68 µg/ml. Dies entsprach 24–70% der jeweiligen Plasmakonzentration. Die Plasmaproteinbindung betrug über einen Konzentrationsbereich von 0,5 und 51 µg/ml 1–2%.

Metabolismus und Elimination

Nach intravenöser Verabreichung zeigt Ganciclovir über einen Dosisbereich von 1,6–5,0 mg/kg eine lineare Kinetik. Ganciclovir wird vornehmlich in unveränderter Form renal durch glomeruläre Filtration und tubuläre Sekretion eliminiert. Bei nierengesunden Patienten wurden 91,3 ± 5,0% (n = 4) einer intravenösen Dosis als unverändertes Ganciclovir im Harn wiedergefunden. Die systemische Clearance von i.v. verabreichtem Ganciclovir betrug 3,52 ± 0,80 ml/min/kg (n = 98). Die renale Clearance betrug 3,20 ± 0,80 ml/min/kg (n = 47), was einem Anteil von 91 ± 11% der systemischen Clearance entspricht (n = 47). Die Halbwertszeit nach i.v. Verabreichung betrug 3,5 ± 0,9 Stunden (n = 98).

Pharmakokinetik unter besonderen klinischen Bedingungen

Eingeschränkte Nierenfunktion: Die pharmakokinetischen Daten nach i.v. Verabreichung von Ganciclovir wurden bei 10 immunsupprimierten Patienten mit eingeschränkter Nierenfunktion bestimmt, welche Dosen von 1,25–5,0 mg/kg erhalten hatten.

Hämodialyse reduziert die Plasmakonzentrationen von i.v. oder oral verabreichtem Ganciclovir um ca. 50%.

Kinder: Die Pharmakokinetik von Ganciclovir wurde auch bei 10 Kindern im Alter von 9 Monaten bis 12 Jahren untersucht. Die pharmakokinetischen Charakteristika waren nach einmaliger und mehrmaliger (alle 12 Stunden) Verabreichung intravenöser Dosen (5 mg/kg) gleich. Das Verteilungsvolumen im Fließgleichgewicht betrug 0,64 ± 0,22 l/kg, die C_{max} betrug 7,9 ± 3,9 µg/ml, die systemische Clearance lag bei 4,7 ± 2,2 ml/min/kg und die Halbwertszeit war 2,4 ± 0,7 Stunden. Die pharmakokinetischen Kenndaten von i.v. verabreichten Ganciclovir bei Neugeborenen und Kindern sind ähnlich denen von Erwachsenen.

Ältere Personen: Es liegen keine Studien an Erwachsenen im Alter von > 65 Jahren vor.

Präklinische Daten zur Sicherheit

In Studien zur Toxizität bei wiederholter Verabreichung wurde an Nagern und am Hund in Dosen, die beim Menschen therapeutisch eingesetzt werden, eine Beeinflussung verschiedener Organsysteme festgestellt. Betroffen waren das hämopoetische System, das uropoetische System, der Gastrointestinaltrakt und – vor allem – das männliche und das weibliche Reproduktionssystem.

In Fertilitäts- und Teratogenitätsprüfungen am Tier zeigte Ganciclovir in therapeutischen Dosen embryotoxische und teratogene Eigenschaften. Ferner wurde an Maus, Ratte und Hund eine Hemmung der Spermatogenese und eine Hodenatrophie festgestellt.

Im Rahmen von Mutagenitäts-/Kanzerogenitätsstudien zeigten In-vitro- und In-vivo-Versuche, dass Ganciclovir in Säugerzellen deutlich dosisabhängig zu Punktmutationen und Chromosomenschädigungen führt. Auf Grund tierexperimenteller Befunde wurde deutlich, dass Ganciclovir die Zellvermehrung schnellteilender Gewebe (germinative Schichten in Knochenmark, Haut und Keimdrüsen) hemmt.

In Langzeituntersuchungen über 18 Monate an Mäusen, die täglich 20 bzw. 1000 mg Ganciclovir/kg Körpergewicht oral erhielten, erwies sich Ganciclovir als karzinogen. Alle Tumore waren, mit Ausnahme des histiozytären Sarkoms der Leber, epithelialer oder vaskulärer Herkunft. Unter 1 mg Ganciclovir/kg Körpergewicht/Tag traten keine karzinogenen Effekte auf.

Zusammenfassend muss darauf hingewiesen werden, dass Ganciclovir auch ein karzinogenes und teratogenes Potential besitzt und die Spermatogenese hemmen kann.

Pharmazeutische Angaben

Hilfsstoffe Nicht zutreffend.

Inkompatibilitäten

Cymevene darf nicht mit parabenhaltigen (p-Hydroxygruppen enthaltenden) Lösungen gemischt werden, da Parabene die Präzipitation von Ganciclovir bewirken können.

Dauer der Haltbarkeit
Trockensubstanz: 36 Monate.
Stammlösung: 12 Stunden.
Gebrauchsfertige Infusionslösung: 24 Stunden (siehe Abschnitt Dosierung,
Art und Dauer der Anwendung/Anwendungshinweise).

Besondere Lagerungshinweise
Trockensubstanz: Nicht über 25° C lagern.
Stammlösung: Nicht über 25° C lagern.
Gebrauchsfertige Infusionslösung: Bei Kühlschranktemperatur (2 bis 8° C)
lagern. Nicht einfrieren.

Art und Inhalt des Behältnisses
Stechampulle. Weißglasampulle mit Butylgummistopfen und Aluminium-
verschluss.

Hinweise für die Handhabung
Die Aufbereitung der Cymevene-Stamm- bzw. Infusionslösung sollte wegen des hohen pH-Wertes (9–11) mit Vorsicht erfolgen. Es wird empfohlen, Schutzhandschuhe und -brillen zu tragen, um einen direkten Kontakt
zu vermeiden, falls die Injektionsflasche brechen oder der Inhalt versehent-
lich verschüttet werden sollte.

Haut und Schleimhäute sind nach Berührung mit der Lösung gründlich
mit Wasser und Seife zu reinigen. Bei Kontakt mit den Augen sollten diese
mindestens eine Viertelstunde mit (Leitungs-)Wasser gespült werden.

Auf Grund des krebserregenden Potentials von Cymevene sollten die
Einnahme, wiederholte Expositionen durch Einatmen und unmittelbare
(Schleim-)Hautkontakte vermieden werden.

Zulassungsinhaber: Roche Austria, Wien.
Zulassungsnummer: 1–19235
Zulassung: 31. Jänner 1991.
Stand der Information: November 1999.
Abgabe: Rezept-und apothekenpflichtig, wiederholte Abgabe verboten.
Verfügbare Packungsgrößen: 1 Stechampulle.

Foscavir 6 g-Infusionslösung

Zusammensetzung (arzneilich wirksame Bestandteile nach Art und Menge)
1 ml enthält: 24 mg Foscarnet-Trinatrium-Hexahydrat (entsprechend 240 μmol Natrium).
Darreichungsform
Sterile, klare, isotone Infusionslösung mit pH 7,4.

Klinische Angaben

Anwendungsgebiete
– einleitende Behandlung und Erhaltungstherapie bei Retinitis, hervorgerufen durch Zytomegalovirus (CMV) bei Patienten mit AIDS.
– Behandlung von AIDS-assoziierten CMV-Infektionen des oberen und unteren Gastrointestinaltrakts
– einleitende Behandlung bei durch HSV hervorgerufenen und gegen Acyclovir unempfindlichen Schleimhautinfektionen bei immungeschwächten Patienten.

Dosierung, Art und Dauer der Anwendung
Foscarnet soll nur intravenös verabreicht werden, entweder über eine zentrale Vene oder aber über eine periphere Vene. Vorsicht: Foscarnet darf nicht rasch intravenös injiziert werden!

Bei einer Infusion über zentrale Venen ist eine Verdünnung der Lösung nicht notwendig. Bei Zufuhr von Foscavir über eine periphere Vene muss eine Verdünnung der Lösung von 24 mg/ml auf 12 mg/ml oder weniger unmittelbar vor Gebrauch mit 5%iger Dextroselösung oder physiologischer Kochsalzlösung vorgenommen werden.

Bei Infusionen in periphere Venen mit Foscarnet-Konzentrationen von mehr als 12 mg/ml können Venenentzündungen (Thrombophlebitis) auftreten. Eine Verdünnung auf 12 mg/ml und weniger vor Applikation in periphere Venen ist unbedingt erforderlich.

Foscavir darf nicht mit Dextroselösung >= 30% verdünnt werden. Ringer-Acetat-Amphotericin B- oder Elektrolyt-Lösungen, die zweiwertige Kationen wie z.B. Ca^{2+}, Mg^{2+}, Zn^{2+} u.a. enthalten, dürfen weder zur Verdünnung noch zur gleichzeitigen Infusion von Foscavir verwendet werden. Solange nicht entsprechende Erfahrungen vorliegen, sollte Foscavir auch nicht gleichzeitig mit anderen Medikamenten über die gleiche Infusionsnadel zugeführt werden.

Vor der Behandlung mit Foscarnet sollte ein Elektrolytstatus erhoben werden.

Folgende Dosierungsrichtlinien sollten eingehalten werden:

Einleitende Behandlung von CMV-Retinitis:
Foscarnet wird über einen Zeitraum von 2–3 Wochen abhängig vom Ansprechen auf die Behandlung intermittierend alle 8 Stunden mit einer Dosierung von 60 mg/kg oder alle 12 Stunden mit einer Dosierung von 90 mg/kg an Patienten mit normaler Nierenfunktion (siehe Dosierungstabelle weiter unten) verabreicht. Die Dosierung von Foscarnet muss an die Nierenfunktion angepasst werden (Kreatininclearance muss bestimmt werden!). Die Infusionsdauer sollte bei einer Dosierung von 90 mg/kg nicht kürzer als 2 Stunden und bei einer Dosierung von 60 mg/kg nicht kürzer als 1 Stunde sein.

Erhaltungstherapie bei der Behandlung von CMV-Retinitis:
Bei der Erhaltungstherapie bei CMV-Retinitis wird Foscarnet 7 Tage/Woche, solange die Therapie als zweckmäßig erscheint, in Form einer 1-mal täglichen Infusion über 2 Stunden lang mit einer Dosierung, die auf die renale Funktion abgestimmt ist, verabreicht. Bei Patienten mit normaler Nierenfunktion ist der Dosisbereich 90–120 mg/kg. Die Dosierung muss an die Nierenfunktion des Patienten angepasst werden. Man beginnt mit 90 mg/kg. Bei Patienten, die die niedrige Dosierung gut vertragen, bei denen jedoch die Retinitis bei niedriger Dosierung fortschreitet, ist eine Erhöhung der Dosierung bis zu 120 mg/kg in Erwägung zu ziehen.

Patienten, bei denen die Retinitis bei der Erhaltungstherapie fortschreitet, können wieder mit der Einleitungsdosierung behandelt werden oder mit einer Kombination von Foscarnet und Ganciclovir. Nach Stabilisierung sollte sodann mit einer Erhaltungstherapie mit Foscarnet weiterbehandelt werden, oder mit einer Kombinationstherapie mit Foscarnet und Ganciclovir. Auf Grund der physikalischen Unverträglichkeit dürfen jedoch Foscarnet und Ganciclovir nicht gemischt werden.

Behandlung von CMV-Infektionen im oberen und unteren Gastrointestinaltrakt
Foscarnet wird als intermittierende Infusion alle 12 Stunden in einer Dosis von 90 mg/kg bei Patienten mit normaler Nierenfunktion angewendet. Bei den meisten Patienten lassen die Symptome innerhalb von 2–4 Wochen nach. Bei Patienten mit eingeschränkter Nierenfunktion muss die Dosie-

rung individuell angepasst werden (siehe folgendes Dosierungsschema). Die Infusionsdauer sollte nicht weniger als 2 Stunden betragen.

Behandlung von durch HSV hervorgerufenen Schleimhautinfektionen, die unempfindlich gegenüber Aciclovir sind:

Foscarnet wird über einen Zeitraum von 2–3 Wochen ober bis zur Heilung der Läsionen intermittierend alle 8 Stunden mit einer Dosierung von 40 mg/kg an Patienten mit normaler Nierenfunktion verabreicht. Die Dosierung von Foscarnet muss an die Nierenfunktion angepasst werden. Die Infusionsdauer sollte eine Stunde nicht unterschreiten.

Die Zeit bis zur Heilung hängt von der ursprünglichen Größe der Läsion ab. Die Therapie mit Foscarnet sollte bis zur Neuausbildung des Epithels, üblicherweise 2–3 Wochen, fortgesetzt werden. Ein klinischer Erfolg der Foscarnettherapie sollte bereits nach 1-wöchiger Behandlung sichtbar sein. Bei Patienten, bei denen zu diesem Zeitpunkt kein Erfolg sichtbar ist, sollte die Therapie neu bewertet werden.

Die Wirksamkeit einer Erhaltungstherapie mit Foscarnet nach einer Einleitungstherapie bei auf Aciclovir unempfindliche HSV-Infektionen ist nicht erwiesen. Im Falle eines Rückfalls muss die Nicht-Empfindlichkeit des auslösenden Virus nachgewiesen werden.

Die folgenden Dosierungsempfehlungen sind Richtwerte. Die endgültige Dosierung basiert jedoch auf der klinischen Situation.

Foscarnet-Dosierungstabellen

Kreatinin-clearance (ml/min/kg)	Einleitungstherapie für CMV-Retinitis			
	Foscarnet Dosis:			
	90 mg/kg über zu- mindest 2 Stunden		60 mg/kg über 1 Stunde	
	(mg/kg)		(mg/kg)	
>1,4	90	alle 12 Std.	60	alle 8 Std.
1,4 ≥ – >1	70	alle 12 Std.	45	alle 8 Std.
1 ≥ – >0,8	50	alle 12 Std.	35	alle 8 Std.
0,8 ≥ – >0,6	80	alle 24 Std.	40	alle 12 Std.
0,6 ≥ – >0,5	60	alle 24 Std.	30	alle 12 Std.
0,5 ≥ – >0,4	50	alle 24 Std.	25	alle 12 Std.
>0,4	Therapie nicht empfohlen			

Foscarnet-Dosierungstabellen

Kreatinin-clearance (ml/min/kg)	Erhaltungstherapie für CMV-Retinitis			
	Foscarnet Dosis:			
	90 mg/kg über zu- mindest 2 Stunden		120 mg/kg über 2 Stunden	
	(mg/kg)		(mg/kg)	
>1,4	90	alle 24 Std.	120	alle 24 Std.
1,4 ≥ – >1	70	alle 24 Std.	90	alle 24 Std.
1 ≥ – >0,8	50	alle 24 Std.	65	alle 24 Std.
0,8 ≥ – >0,6	80	alle 48 Std.	105	alle 48 Std.
0,6 ≥ – >0,5	60	alle 48 Std.	80	alle 48 Std.
0,5≥ – >0,4	50	alle 48 Std.	65	alle 48 Std.
>0,4	Therapie nicht empfohlen			

Foscarnet-Dosierungstabellen

Kreatinin-clearance (ml/min/kg)	CMV GI-Erkrankung		HSV-Infektion	
	Foscarnet Dosis:			
	90 mg/kg über zu- mindest 2 Stunden		40 mg/kg über 1 Stunde	
	(mg/kg)		(mg/kg)	
>1,4	90	alle 12 Std.	40	alle 8 Std.
1,4 ≥ – >1	70	alle 12 Std.	30	alle 8 Std.
1 ≥ – >0,8	50	alle 12 Std.	20	alle 8 Std.
0,8 ≥ – >0,6	80	alle 24 Std.	25	alle 12 Std.
0,6 ≥ – >0,5	60	alle 24 Std.	20	alle 12 Std.
0,5≥ – >0,4	50	alle 24 Std.	15	alle 12 Std.
>0,4	Therapie nicht empfohlen			

Hydratation:
Die renale Toxizität von Foscarnet kann durch geeignete Hydratation des Patienten verringert werden. Es wird empfohlen, eine Diurese durchzuführen: 0,5–1,0 l physiologische Kochsalzlösung vor der ersten Foscarnet-Infusion und zusätzlich zu jeder Infusion 0,5–1,0 l physiologische Kochsalzlösung. Bei Patienten mit entsprechender Compliance wurden ähnliche orale Hydratationsregime verwendet (Data Sheet vom 1997-09-05). Klinisch dehydrierte Patienten sollten vor dem Beginn einer Foscarnettherapie hydratisiert werden.

Gegenanzeigen

Foscavir darf nicht eingesetzt werden
- bei Überempfindlichkeit gegenüber Foscarnet,
- bei Patienten, die unter i.v. Behandlung mit Pentamidin stehen,
- in Schwangerschaft und Stillperiode,
- bei Kindern (Patienten unter 18 Jahren), da keine Erfahrungen vorliegen,
- bei Hämodialysepatienten, da keine Erfahrungen vorliegen.

Warnhinweise und Vorsichtsmaßnahmen für die Anwendung

Vorsicht ist geboten bei Patienten mit eingeschränkter Nierenfunktion, Patienten mit erniedrigtem Kalziumspiegel im Serum (Hypokalzämie), Patienten mit Herzinsuffizienz, Patienten mit Ödemneigung und Patienten mit sekundärem Aldosteronismus.

Foscavir darf bei Patienten mit eingeschränkter Nierenfunktion nur mit einer dem Grad der Einschränkung angepassten Dosierung angewendet werden.

Bei Patienten mit Hypokalzämie kann eine Kalziumtherapie erforderlich sein.

Die Behandlung einer CMV-Retinitis mit Foscarnet darf nur erfolgen, wenn das Zytomegalievirus nachgewiesen ist.

Da die versehentliche intraarterielle Anwendung von Präparaten, die nicht ausdrücklich zur intraarteriellen Therapie empfohlen werden, zu Schäden führen kann, wird vorsorglich darauf hingewiesen, dass die intravenöse Infusion von Foscavir gewährleistet sein muss.

Foscarnet darf keinesfalls rasch intravenös verabreicht werden.

Foscarnet soll bei Patienten mit Hämodialyse nicht verabreicht werden, da es dafür keine Dosierungsrichtlinien gibt.

Da eine erbgutschädigende ebenso wie eine keimschädigende Wirkung von Foscavir nicht ausgeschlossen werden kann, sollen Männer, die mit Foscavir behandelt werden, während und bis zu 6 Monate nach der Behandlung kein Kind zeugen. Frauen sollten während der Behandlung mit Foscavir eine wirksame Schwangerschaftsverhütung betreiben (bei AIDS, der Grundkrankheit wegen, auch danach).

Da zu jeder Zeit während einer Foscarnetbehandlung eine Beeinträchtigung der Nierenfunktion auftreten kann, müssen bei allen Patienten während des Behandlungszeitraumes wiederholt Nierenfunktionsprüfungen (Serumkreatinin) durchgeführt werden (zu Therapiebeginn alle 2 Tage und während der Erhaltungstherapie 1-mal wöchentlich).

Bei allen Patienten ist im Verlauf der gesamten Therapie auf eine ausreichende Flüssigkeitszufuhr zu achten (siehe Nebenwirkungen).

Foscarnet bildet mit zweiwertigen Metallionen wie Kalzium und Magnesium Chelate. Die Elektrolyte, speziell Kalzium und Magnesium, sollten daher vor und während einer Foscarnetbehandlung überprüft und Defizite behandelt werden.

Dem Organismus werden mit 1 Gramm Foscarnet 10 mmol Na$^+$ zugeführt. Daher sind bei den empfohlenen Dosierungen die Serumelektrolyte zu kontrollieren. Dies ist besonders zu beachten z.B. bei Patienten mit Herzinsuffizienz, Ödemneigung oder sekundärem Aldosteronismus. Die mit der Foscavir-Anwendung verbundene Natriumzufuhr kann über eine Erhöhung der Kaliumausscheidung auch Kaliumverluste verursachen. Gegebenenfalls ist daher die Substitution von Kalium erforderlich, um eine Hypokaliämie zu vermeiden.

Bei Infusionen in periphere Venen mit Foscarnet-Konzentrationen von mehr als 12 mg/ml können Venenentzündungen (Thrombophlebitis) auftreten. Eine Verdünnung auf 12 mg/ml und weniger vor Applikation in periphere Venen ist unbedingt erforderlich.

Da der Wirkstoff von Foscavir unverändert über die Nieren ausgeschieden wird und es dadurch zu hohen Konzentrationen des Wirkstoffs im Urin kommt, können bei empfindlichen Patienten Geschwüre am Penis auftreten, die durch entsprechende Körperhygiene nach dem Urinieren weitgehend verhindert werden können.

Bei einer gleichzeitigen Behandlung mit Diuretika werden dazu Thiazide empfohlen.

Laufende Elektrolytkontrollen sind angezeigt, um im Bedarfsfalle entsprechende Substitutionen durchzuführen.

Wechselwirkungen mit anderen Mitteln

Die Eliminierung von Foscarnet kann durch Substanzen beeinträchtigt werden, die die renale Tubularsekretion hemmen. Bei der gleichzeitigen Anwendung nephrotoxischer Medikamente kann eine zusätzliche Toxizität von Foscarnet die renale Funktion beeinträchtigen. Da Foscarnet die Serumspiegel von ionisiertem Kalzium reduzieren kann, ist besondere Vorsicht bei der gleichzeitigen Verwendung mit anderen Medikamenten, die den Serum-Kalziumspiegel beeinflussen, wie Pentamidin, geboten. Beeinträchtigung der Nierenfunktion und symptomatische Hypokalzämie (Trousseau'sche und Chvostek'sche Anzeichen) wurden bei Patienten beobachtet, die gleichzeitig Foscarnet und i.v. Pentamidin erhielten. Über anormale Nierenfunktion wurde im Zusammenhang mit der Anwendung von Foscarnet in Kombination mit Ritonavir und/oder Saquinavir beobachtet (Data sheet vom 1997-09-05).

Es gibt keine pharmakokinetische Wechselwirkung zwischen Foscarnet und Zidovudin (AZT), Ganciclovir, Didanosin (ddI) oder Zalcitabin (ddC).

Schwangerschaft und Stillzeit
Auf Grund fehlender klinischer Erfahrungen darf Foscavir an schwangere Frauen und stillende Mütter nicht verabreicht werden.

Auswirkungen auf die Verkehrstüchtigkeit und das Bedienen von Maschinen
Nebenwirkungen wie Benommenheit und Krämpfe können während der Foscarnettherapie auftreten. Die Ärztin/Der Arzt sollte den Patienten darüber aufklären und entsprechend dem Ausmaß der Erkrankung und der Verträglichkeit der Medikation im einzelnen Fall eine entsprechende Empfehlung abgeben.

Nebenwirkungen
Die zahlreichen, größtenteils stark immungeschwächten Patienten, die bisher mit Foscarnet behandelt wurden, litten an schwerwiegenden Virusinfektionen. Der physische Zustand, der Ernst der zugrunde liegenden Erkrankung, andere Infektionen und auch die begleitende Therapie tragen zum Nebenwirkungsprofil von Foscarnet bei.

Es wurden unerwünschte Ereignisse mit und ohne Zusammenhang mit der Foscarnettherapie sowie unerwünschte Ereignisse, bei denen ein Zusammenhang mit der Therapie möglich ist bzw. nicht ausgeschlossen werden kann, aufgelistet. Die unerwünschten Ereignisse mit einer Inzidenz von < 1 % werden nicht aufgelistet.

Das Nebenwirkungsprofil, wie es sich seit der Einführung des Produktes darstellt, entspricht dem aus den klinischen Studien bekannten.

Wesentliche Befunde im Zusammenhang mit einer Verabreichung von Foscarnet sind Beeinträchtigung der Nierenfunktion, Auswirkungen auf die Serumelektrolyte und die Hämoglobinkonzentration, Krämpfe und lokae Reizungen/Geschwürbildung im Genitalbereich.

Die unten angeführten unerwünschten Ereignisse beziehen sich auf Ergebnisse aus zwei prospektiven Studien mit 107 Patienten (Patientengruppe I) mit AIDS-assoziierter CMV-Retinitis, die mit Foscarnet 2-mal bzw. 3-mal täglich behandelt wurden. Bei diesen Patienten wurde Foscarnet entsprechend den neuesten Erkenntnissen unter Hydratation und besonderer

Überwachung des Elektrolythaushaltes angewendet. Das Profil der unerwünschten Ereignisse unterschied sich zwischen 2-mal bzw. 3-mal täglicher Anwendung nicht. Die Ergebnisse aus 5 früheren Studien mit 188 AIDS-Patienten (Patientengruppe II) mit CMV-Retinitis, die Foscarnet 2-mal täglich erhielten, sind ebenfalls angeführt.

	Patientengruppe I N = 107	Patientengruppe II N = 188
	Inzidenz (%)	Inzidenz (%)
Einschränkung der Nierenfunktion:*		
Serum-Kreatinin erhöht	6	19
Kreatinin-Clearance vermindert	6	6
abnormale Nierenfunktion	4	9
akutes Nierenversagen	–	2
Elektrolyte:**		
Hypokalzämie	24	14
Hypomagnesiämie	22	15
Hypokaliämie	40	16
Hypophosphatämie	21	8
Hyperphosphatämie	15	6
Krämpfe:	3	10
Parästhesien:	10	18
Hämoglobin-Konzentration vermindert:	13	33

* In den Studien der Gruppe I wurden die Patienten im Gegensatz zu den Patienten der Gruppe II durchgehend hydratisiert. Das Follow-Up der Patienten mit erhöhtem Serum-Kreatinin zeigte eine Normalisierung bzw. Rückkehr zu den Spiegeln vor der Behandlung innerhalb von 1–10 Wochen nach Beendigung der Behandlung.

** Ein besonderes Augenmerk wurde auf Elektrolytstörungen bei Patienten der Gruppe I gelegt. Symptome mit möglicher Abhängigkeit von Hypokalzämie (wie Krämpfe oder Parästhesien) traten möglicherweise aus demselben Grund weniger häufig auf als in früheren Studien. Die Elektrolytstörungen wurden in 65–92% der Fälle als leicht bewertet. Der Rückgang ionisierten Kalziums im Serum ist direkt von der Infusionsgeschwindigkeit für dieselbe Dosis von Foscarnet abhängig und normalisiert sich üblicherweise vor der nächsten Infusion.

Andere unerwünschte Ereignisse:
Eine Vielfalt von unerwünschten Ereignissen der verschiedensten Häufigkeit sind bei den oben erwähnten Studienpatienten (Gruppe I, n = 107; Gruppe II, n = 188) aufgetreten. Bei Angabe eines Häufigkeitsbereiches

wurde das angegebene unerwünschte Ereignis in beiden Patientengruppen betrachtet. Bei Angabe von nur einer Zahl, bezieht sich diese auf eine Häufigkeit von >1% in nur einer der beiden Patientengruppen. Auch die unerwünschten Ereignisse aus der therapeutischen Anwendung werden anschließend gruppiert nach den betroffenen Körpersystemen aufgelistet. Die fettgedruckten Ziffern beziehen sich auf Gruppe II.

Den ganzen Körper betreffend:
Fieber (10–**60**%), Frösteln (**13**%), Asthenie (1–**12**%), Müdigkeit (**20**%) und Unbehagen (**7**–12%). Ödeme traten bei **1** bis 7% auf.

Wirkungen auf den Magen-Darm-Trakt:
Übelkeit und Erbrechen wurden bei 24–**45** bzw. 14–**25**%; Diarrhoe bei 5–**32**% beobachtet. Bauchschmerzen traten bei 2–**10**%, Dyspepsie bei 1–**3**% und Verstopfung bei **6**% auf. In Einzelfällen wurde bei der therapeutischen Anwendung von Foscavir Pankreatitis beobachtet.

Wirkungen auf den Stoffwechsel:
Hyponaträmie wurde bei **4**% beobachtet. Anstieg von Laktatdehydrogenase und alkalischer Phosphatase traten bei 1 bis **2**% bzw. **3–5**% auf. Bei der therapeutischen Anwendung von Foscavir wurden erhöhte Amylasespiegel und Azidose sowie in seltenen Fällen erhöhte Kreatininphosphokinase beobachtet.

Störungen des zentralen/peripheren Nervensystems:
Kopfschmerzen (17–**25**%), Benommenheit (1–**12**%). Unwillkürliche Muskelkontraktionen und Tremor (**9** bzw. **5**%). Hypoästhesie, Ataxie und Neuropathie (**7,4**% bzw.1–**6**%).

Psychische Störungen:
Appetitlosigkeit und Ängstlichkeit/Nervosität (**15** und 2–**5**%), Depressionen (2–**10**%), Verwirrtheit (**7**%), Überaktivität (**3**%) und aggressive Reaktionen (**2**%) festgestellt.

Weiße Blutkörperchen:
Nebenwirkungen, die die weißen Blutzellen betreffen, sind Leukopenie (1–**9**%) und Granulozytopenie (1–**17**%). Die höheren Zahlen beziehen sich auf die Studiengruppe II. Bei über 90% dieser Patienten bestand schon vor der Behandlung mit Foscavir Leukopenie, bei 8% sogar schwere oder lebensbedrohliche. Bei einigen Patienten ist zu bemerken, dass die mittleren WBC-Werte während der Foscarnetbehandlung zunahmen. Obwohl sich der Zustand bei einigen Patienten in dieser Hinsicht verschlechterte, gibt

es keinen eindeutigen Hinweis darauf, dass Foscarnet myelosuppressiv ist. Das wird zusätzlich unterstützt durch die niedrige Inzidenz von Leukopenie und Granulozytopenie in der Patientengruppe I.

Blutplättchen, Blutungs- und Gerinnungsstörungen:
Thrombozytopenie trat bei 2–4% auf.

Haut und Hautanhangsgebilde:
Rash wurde bei 8–16% der Patienten, Pruritus wurde bei der therapeutischen Anwendung von Foscavir beobachtet.

Leber und Galle:
Anormale Leberfunktion (4%), Zunahme der ALAT- und ASAT-Serumwerte (3–7 bzw. 2–7%), Gamma-GT (2%).

Herz-Kreislauf-System:
Hypertension und Hypotension wurden bei 3–4% bzw. 2% beobachtet.

Herzfrequenz und Herzrhythmus:
Herzklopfen wurde bei 6% beobachtet. Anormales EKG wurde beobachtet. Während der Therapie kann eine QT-Verlängerung eintreten. Ventrikuläre Arrhythmie wurde bei 2 Patienten bei der Behandlung mit Foscavir berichtet.

Harnwege:
Dysurie wurde bei 3%, Nierenschmerzen bei 7% und Polyurie bei 2–3% beobachtet. Einzelfälle von Diabetes insipidus, gewöhnlich vom nephrogenen Typ, wurde bei der therapeutischen Anwendung von Foscavir beobachtet.

Skelettmusekel:
Myalgie, Muskelschwäche, Myopathie, Myositis und Rhabdomyolyse wurden in seltenen Fällen bei der therapeutischen Anwendung von Foscavir beobachtet.

Gefäßsystem:
Bei 7% wurde Thrombophlebitis beobachtet.

Reproduktionssystem:
Ulzerationen des Penis wurde bei 8% berichtet. Lokale Reizungen und Ulzerationen im Genitalbereich, sowohl bei Männern, als auch bei Frauen, wurden bei der therapeutischen Anwendung von Foscavir beobachtet.

Erkrankungen des Abwehrmechanismus:
Sepsis wurde bei 5–7% beobachtet.

Überdosierung

Bei 69 der im Abschnitt Nebenwirkungen genannten Patienten wurde eine
Überdosierung festgestellt. Die höchste verabreichte Dosis lag 20-mal
höher als die empfohlene Dosierung. Einige Fälle waren nur relative Über-
dosierungen, wo die Dosen nicht gleich an die verminderte Nierenfunktion der Patienten angepasst worden waren.

62 der Patienten hatten entsprechende Nebenwirkungen, wo ein Zusammenhang mit der Behandlung bestand, wo kein Zusammenhang bestand oder der Zusammenhang unbekannt war, 7 Patienten hatten keinerlei
Überdosierungssymptome. 6 Patienten starben, einer davon an Lungen-
infarkt, bzw. Herzinfarkt drei Tage nach der Beendigung der Foscarnetbehandlung, einer an fortgeschrittener Immunschwäche AIDS und Nierenversagen ca. 2 Monate nach der letzen Foscarnetverabreichung, einer im
letzten Stadium von AIDS und Bakterämie 2 Wochen nach der Überdosierung, und einer an Multiorganversagen 11 Tage nachdem die Foscarnetbehandlung abgesetzt wurde, einer an Ulkusperforation im Ösophagus im
letzten Stadium von AIDS und Karposi Sarcom 3 Monate nach Überdosierung und einer im letzten Stadium von AIDS 20 Tage nach Überdosierung.

Das Muster an Nebenwirkungen, die im Zusammenhang mit einer Fos-
carnetüberdosierung auftraten, stimmte mit den früher während Foscar-
netbehandlungen beobachteten Symptomen überein.

Nach versehentlicher Infusion von 12 g Foscarnet bei einem Patienten
wurden innerhalb von 30 Minuten Parästhesien beobachtet.

Eine Zufuhr von 10 g Foscarnet bei einem Patienten innerhalb von
2 Stunden führte zu keinerlei Symptomen.

Bei einem Patienten wurde ein epileptischer Anfall bei einer Plasmakonzentration von 1617 μmol/l Foscarnet beobachtet.

Hydratation kann den Plasmaspiegel von Foscarnet reduzieren. Hämodialyse erhöht die Foscarnetelimination. Sowohl Hydratation als auch Hämodialyse können bei schwerer Überdosierung von Vorteil sein. Gegebenenfalls ist eine Kalziumsubstitution erforderlich.

Pharmakologische Eigenschaften

Pharmakodynamische Eigenschaften
Foscarnet ist eine antivirale Substanz mit einem breiten Spektrum und

hemmt bei Konzentrationen, die das normale Zellwachstum nicht beeinflussen, alle bekannten Humanviren der Herpes-Gruppe, Herpes simplex Typ 1 und 2, Humanherpesvirus 6 (HSV), Varicella-zoster-Virus, Epstein-Barr- und Zytomegalovirus (CMV) und einige Retroviren einschließlich HIV. Foscarnet hemmt auch die virale DNS-Polymerase von Hepatitis-B-Virus. Foscarnet entwickelt seine antivirale Aktivität bei Konzentrationen, die zelluläre DNA-Polymerasen nicht beeinflussen, in direkter Hemmung von viraler spezifischer DNA-Polymerase und Reverstranskriptase. Foscarnet bedarf keiner Aktivierung (Phosphorylierung) durch Thymidinkinase oder andere Kinasen und ist daher in vitro wirksam gegen HSV-Varianten, denen es an Thymidinkinase (TK) mangelt. CMV-Stämme, die gegenüber Ganciclovir resistent sind, können auf Foscarnet empfindlich sein. Die Resultate von Sensitivitätstests, ausgedrückt durch den IC_{50}-Wert (Konzentration des zur 50%igen Hemmung des Viruswachstums in Zellkulturen notwendigen Wirkstoffs), variieren abhängig von der verwendeten Bestimmungsmethode und des verwendeten Zelltyps stark. Eine Anzahl empfindlicher Viren und ihr IC_{50}-Wert werden anschließend aufgelistet:

Foscarnet-Hemmung der Virusmultiplikation von Zellkulturen	
Virus	$IC50^{(\mu M)}$
CMV	50–800*
HSV-1, HSV-2	10–130
VZV	48–90
EBV	<500**
HHV-6	49
Ganciclovir-resistente CMV	190
HSV-TK Minus Variante	67
HSV-DNA Polymerase Variante	5–443
HIV-1	11–32
Zidovudin-resistente HIV-1	10–32

*   Mittel = 269 μM
** 97% der viralen Antigensynthese gehemmt bei 500 μM

Bei einer Therapie mit Foscarnet kann das klinische Ansprechen auf die Behandlung ausbleiben. Das kann durch das Auftreten von Virusstämmen mit einer verminderten Empfindlichkeit auf Foscarnet bedingt sein. Der Abbruch der Behandlung mit Foscarnet sollte in Erwägung gezogen werden.

Der mittlere Foscarnet-50%-Hemmwert (IC_{50}) von mehr als 100 klinischen CMV-Isolaten war ca. 270 µmol/l, während eine reversible Hemmung des normalen Zellwachstums bei ca. 1000 µmol/l beobachtet wurde.

Therapeutische Eigenschaften

CMV-Retinitis bei Patienten mit AIDS:
Eine Einleitungstherapie mit Foscarnet über 2–3 Wochen bewirkt bei ca. 90% der behandelten Fälle eine Stabilisierung retinaler Läsionen. Foscarnet entwickelt eine virustatische Aktivität; und da CMV latente Infektionen verursacht, sind bei einer Mehrheit der Patienten mit fortdauernder Immunschwäche bei einer Behandlungsunterbrechung Rückfälle möglich. Der Einsatz einer einmal täglichen Dosierung im Bereich von 90 bis 120 mg/kg anschließend an die beendete Einleitungstherapie kann das Fortschreiten der Retinitis verzögern. Bei Patienten, bei denen ein Fortschreiten der Retinitis während der Erhaltungstherapie oder beim Absetzen der Therapie beobachtet werden konnte, zeigte sich das Wiedereinsetzen der Einleitungstherapie gleich wirksam beim ersten Einsatz.

AIDS-assoziierte CMV-Infektionen des oberen und unteren Gastrointestinaltraktes
Bei Patienten mit gesicherter CMV-Infektion des oberen und unteren Gastrointestinaltraktes bewirkte eine Einleitungstherapie mit Foscarnet mit 90 mg/kg über 2–4 Wochen ein Verschwinden der Symptome bei 80% der Patienten und bei 72% ein makroskopisches Ansprechen. Bei einer mikroskopischen Befundung wurde bei 61% eine Verbesserung der Entzündung festgestellt und 80% zeigten eine Reduktion der CMV-Inklusionskörper. Anschließend an die Einleitungstherapie wurde nicht generell, sondern nur im Einzelfall eine Erhaltungstherapie durchgeführt.

Aciclovir-unempfindliche HSV-Infektionen bei immungeschwächten Patienten:
Zur Behandlung von Aciclovir-unempfindlichen HSV-Schleimhaut-Infektionen bei immungeschwächten Patienten werden 40 mg/kg Foscarnet alle 8 Stunden über 2 bis 3 Wochen oder bis zur Heilung verabreicht. In einer angezeigten randomisierten Studie an AIDS-Patienten konnten mit Foscarnet behandelte Patienten innerhalb von 11 bis 25 Tagen von der HSV-Infektion geheilt werden, die Patienten waren innerhalb von 9 Tagen schmerzfrei und die Verbreitung der HSV-Viren wurde innerhalb von 7 Tagen gestoppt.

Es gibt keine Hinweise auf eine erhöhte Myelotoxizität, wenn Foscarnet in Kombination mit Zidovudin (AZT) verwendet wird.

Pharmakokinetische Eigenschaften
Foscarnet wird über die Nieren hauptsächlich durch glomeruläre Filtration ausgeschieden. Die Plasma-Clearance nach i.v. Verabreichung variiert zwischen 130–160 ml/min und die renale Clearance liegt bei ca. 130 ml/min. Die Halbwertszeit liegt bei Patienten mit normaler Nierenfunktion im Bereich zwischen 2–4 Stunden.

Das mittlere Verteilungsvolumen von Foscarnet im Steady state variiert zwischen 0,4 und 0,6 l/kg. Foscarnet wird nicht metabolisiert. Die Plasmaproteinbindung liegt unter 20%. Foscarnet wird in der Zerebrospinalflüssigkeit verteilt, und es wurden bei HIV-Patienten Konzentrationen zwischen 10 und 70% der jeweiligen Plasmakonzentrationen beobachtet.

Die Tabelle zeigt die pharmakokinetischen Eigenschaften von Foscarnet bei AIDS-Patienten unter Behandlung einer CMV-Infektion (hauptsächlich Retinitis) bei 2- bzw. 3-mal täglicher Dosierung.

Die Behandlung mit Foscarnet darf nur nach strenger Nutzen-Risiko-Abwägung durch die Ärztin/den Arzt erfolgen.

Präklinische Daten zur Sicherheit
Die am meisten ausgeprägten Effekte, die in den Toxizitätsstudien mit Foscarnet beobachtet wurden, betrafen Elektrolytstörungen des Serums sowie Nieren- und Knochenveränderungen.

Die beobachtete Verminderung der Serumelektrolyte wie Kalzium und Magnesium kann durch die Eigenschaft von Foscarnet, Chelate mit zweiwertigen Metallionen zu bilden, erklärt werden. Die Verringerung der Kalzium- und Magnesiumionen ist wahrscheinlich die Erklärung für das Auftreten von krampfartigen Anfällen während und kurz nach der Infusion hoher Dosen von Foscarnet. Diese Verminderung kann auch Auswirkungen auf die Herzfunktion (z.B. EKG) ausüben, obwohl die toxikologischen Studien keine Effekte dieser Art zeigten.

Der Mechanismus, der hinter den Nierenveränderungen, wie z.B. Tubusatrophie, im Wesentlichen beschränkt auf die juxtamedullären Nephronen, steht, ist weniger klar. Diese Veränderungen wurden bei allen untersuchten Spezies beobachtet. Es ist bekannt, dass andere Komplexbildner mit zweiwertigen Ionen (EDTA und Biphosphonate) ähnliche Nierenveränderungen wie Foscarnet bewirken können. Es konnte gezeigt werden, dass Diurese-auslösende Flüssigkeitszufuhr die Nierenveränderungen während einer Foscarnettherapie signifikant vermindert.

Die beobachteten Knochenveränderungen waren durch gesteigerte Aktivität der Osteoklasten und Knochenresorption charakterisiert. Dieser Effekt wurde nur bei Hunden beobachtet. Der mögliche Grund liegt möglicherweise darin, dass Foscarnet, bedingt durch die Strukturanalogie mit Phosphaten, in Hydroxyapatit eingebaut wird. Autoradiographische Studien zeigten, dass Foscarnet eine ausgeprägte Affinität zu Knochengewebe besitzt. In Studien wurde gezeigt, dass diese Veränderungen reversibel sind.

Mutagenitätsstudien haben gezeigt, dass Foscarnet ein genotoxisches Potential besitzt. Die mögliche Erklärung für diesen in Mutagenitätsstudien beobachteten Effekt ist eine Hemmung der DNA-Polymerase in der verwendeten Zellkultur. Foscarnet wirkt therapeutisch durch Hemmung der Herpes-spezifischen DNA-Polymerase. Die Polymerase α in den menschlichen Zellen ist 100-mal geringer empfindlich auf Foscarnet. Die durchgeführten Kanzerogenitätsstudien ergaben keinen Hinweis auf onkogenes Potential. Die Informationen aus den Teratogenitäts- und Fertilitätsstudien zeigten keine unerwünschten Ereignisse bezogen auf den Reproduktionsprozess. Die Ergebnisse sind jedoch von beschränktem Wert, da die verwendeten Dosen niedriger oder gleich hoch (75–150 mg/kg s.c.) waren, wie jene, die bei der Behandlung von CMV-Retinitis bei Menschen verwendet werden.

Pharmazeutische Angaben

Hilfsstoffe
Wasser zur Injektion. Salzsäure.

Inkompatibilitäten
Foscarnet ist nicht kompatibel mit 30%iger Dextrose-Lösung, Amphotericin B, Aciclovir-Natrium, Ganciclovir, Pentamidin-Isethionat, Trimethoprim-Sulfamethoxazol, Vancomycinhydrochlorid. Foscarnet ist weiters nicht mit Kalzium-hältigen Lösungen kompatibel. Es wird empfohlen, dass andere Arzneimittel nicht gemeinsam über die gleiche Infusionsnadel mit Foscarnet infundiert werden, bis entsprechende Erfahrungen vorliegen.

Dauer der Haltbarkeit
36 Monate.
Verfalldatum auf der Faltschachtel beachten.

Besondere Lagerungshinweise
Nur zur einmaligen Entnahme.

Foscavir darf nicht unter 15° C gelagert werden, da sich bei niedrigeren Temperaturen ein Niederschlag bilden kann, der sich aber nach ausreichender Lagerung bei Raumtemperatur und durch kräftiges Schütteln wieder vollständig auflösen kann.

Nicht unter 15° C und nicht über Raumtemperatur (bis 25° C) lagern. Nur klare Lösungen verwenden.

Foscarnet beinhaltet keine Konservierungsmittel. Der Inhalt einer Infusionsflasche darf nur innerhalb von 24 Stunden nach der ersten Entnahme verwendet werden. Individuell hergestellte Foscarnetzubereitungen können durch den Anstaltsapotheker aseptisch in Plastikinfusionsflaschen abgefüllt werden. Die physiko-chemische Haltbarkeit von Foscarnet und Verdünnungen davon in gleichen Teilen mit Natriumchlorid 9 mg/ml oder Dextrose 50 mg/ml in PVC-Flaschen beträgt 7 Tage. Voraussetzung dafür ist, dass die Zubereitung aseptisch erfolgt ist. Abhängig von lokalen Vorschriften kann die Lagerungszeit solcher Zubereitungen vom Anstaltsapotheker eingeschränkt werden.

Art und Inhalt des Behältnisses
6 Infusions-Glasflaschen zu je 250 ml.

Hinweise für die Handhabung
Im Falle eines ungewollten Kontaktes der Haut oder Augen mit Foscarnet können örtliche Reizungen oder Brennen auftreten. In diesem Fall soll die betroffene Stelle mit Wasser gespült werden.
Zulassungsinhaber: AstraZeneca Österreich, Wien.
Zulassungsnummer: 1–20440
Zulassung: 15. April 1994.
Stand der Information: Juni 1999.
Abgabe: Rezept- und apothekenpflichtig, wiederholte Abgabe verboten.

Anhang II

Datenbanken & Kriterien für Literatursuche:

1. Österreichische Zentralbibliothek für Medizin: webSPIRS
- EMBASE
  Search History
  #4 *zytomegalovirus* and *congenital* and *infection* and *incidence* (39 records)
  #3 *zytomegalie* and (German in la) (10 records)
  #2 *zytomegal** and *konnatal* and (German in la) (4 records)
  #1 *zytomegalie* and *virus* and (German in la) (8 records)
- MEDLINE
  Search History
  #4 *zytomegalovirus* and *primary infection* and (*incidence* or *prevalence*) and *congenital* (15 records)
  #3 *zytomegalovirus* and *primary infection* and (*incidence* or *prevalence*) (59 records)
  #2 *zytomegalovirus* and *primary infection* (284 records)
  #1 *zytomegalovirus* and (*congenital* or konnatal) and (*incidence* or *prevalence*) and ((English in la) or (French in la) or (Spanish in la) or (German in la) or (Italian in la)) (118 records)
- pascal_biomed&CC Search(R)
  Search History
  #5 *zytomegalovirus* and (*incidence* or *prevalence*) and *primary infection* (7 records)
- Searches and records below from: Multiple Databases
  #4 *zytomegalovirus* and (*incidence* or *prevalence*) and *primary infection* (8 records)
  #3 *zytomegalovirus* and *congenital* (128 records)
  #2 *zytomegalovirus* and (*incidence* or *prevalence*) and (*congenital* or *konnatal*) and ((English in la) or (French in la) or (Spanish in la) or (German in la) or (Italian in la)) (19 records)
  #1 *zytomegalovirus* and (*incidence* or *prevalence*) and (*congenital* or *konnatal*)

and ((English in la) or (French in la) or (Spanish in la) or (German in la)
or (Italian in la)) (21 records)
2. Katalogsuchen: scienceDirect, Kluwer Academic Publishers Online
3. Reference-Manager Z39.50 databases
4. Cochrane-Library-Datenbanken: keywords: *congenital, zytomegalovirus,
   incidence, prevalence, primary infection, secondary infection*

Literatur

[1] k.A. (1973) Intrauterine infections: problems and prevention. Lancet 1: 868–869
[2] k.A. (1989) Screening for congenital CMV [editorial] [see comments]. Lancet 2: 599–600
[3] Adler SP (1992) Zytomegalovirus and pregnancy. Curr Opin Obstet Gynecol 4: 670–675
[4] Adler SP (1996) Current prospects for immunization against zytomegaloviral disease. Infectious Agents and Disease 5: 29–35
[5] Ahlfors K, Ivarsson SA, Johnson T, Svanberg L (1979) A prospective study on congenital and acquired zytomegalovirus infections in infants. Scand J Infect Dis 11: 177–178
[6] Ahlfors K, Harris S, Ivarsson S, Svanberg L (1981) Secondary maternal zytomegalovirus infection causing symptomatic congenital infection [letter]. N Engl J Med 305: 284
[7] Ahlfors K, Ivarsson SA, Johnsson T, Svanberg L (1982) Primary and secondary maternal zytomegalovirus infections and their relation to congenital infection. Analysis of maternal sera. Acta Paediatr Scand 71: 109–113
[8] Ahlfors K, Ivarsson S, Harris S et al (1984) Congenital zytomegalovirus infection and disease in Sweden and the relative importance of primary and secondary maternal infections. Scand J Infect Dis 16: 129–137
[9] Ahlfors K, Ivarsson SA, Harris S (1999) Report on a long-term study of maternal and congenital zytomeglaovirus infection in Sweden. Review of prospective studies available in the literature. Scand J Infect Dis 31: 443–457
[10] Alford CA, Schaefer J, Blankenshio WJ, Straumfjord JV, Cassady G (1967) A correlative immunologic, microbiologic and clinical approach to the diagnosis of acute and chronic infections in newborn infants. N Engl J Med 277: 437–449
[11] Alford CA, Stagno S, Pass RF, Britt WJ (1990) Congenital and perinatal zytomegalovirus infections. Rev Infect Dis 12 Suppl 7: 745–753
[12] Altshuler G (1974) Immunologic competence of the immature human fetus. Morphologic evidence from intrauterine Zytomegalovirus infection. Obstet Gynecol 43: 811–816
[13] Anders D, Enders G, Harms D, Schmidt H (1974) Zur zerebralen Verlaufsform der konnatalen Zytomegalie. Klin Padiatr 186: 353–364
[14] Andersen HK, Brostrom K, Hansen KB, Leerhoy J, Pedersen M, Osterballe O, Felsager U, Mogensen S (1979) A prospective study on the incidence and significance of congenital zytomegalovirus infection. Acta Paediatr Scand 68: 329–336
[15] Anderson KS, Amos CS, Boppana S, Pass R (1996) Ocular abnormalities in congenital zytomegalovirus infection. J Am Optom Assoc 67: 273–278
[16] Atkins JT, Demmler GJ, Williamson DW, McDonald JM, Istas AS, Buffone GJ (1994) Concise Communications: Polymerase chain reaction to detect zytomegalovirus DNA

in the cerebrospinal fluid of neonates with congenital infection. J Infect Dis 169: 1334–1337

[17] Attard-Montalto SP, English MC, Stimmler L, Snodgrass GJ (1993) Ganciclovir treatment of congenital zytomegalovirus infection: a report of two cases. Scand J Infect Dis 25: 385–388

[18] Balcarek KB, Warren W, Smith RJ, Lyon MD, Pass RF (1993) Neonatal screening for congenital zytomegalovirus infection by detection of virus in saliva. J Infect Dis 167: 1433–1436

[19] Bale JF Jr (1984) Human zytomegalovirus infection and disorders of the nervous system. Arch Neurol 41: 310–320

[20] Bale JF Jr, Murph JR (1992) Congenital infections and the nervous system. Pediatr Clin North Am 39: 669–690

[21] Barbi M, Binda S., Primache V, Novelli C (1996) Zytomegalovirus in peripheral blood leukocytes of infants with congenital or postnatal infection. Pediatr Infect Dis J 15: 898–903

[22] Barbi M, Binda S, Primache V, Clerici D (1998) Congenital zytomegalovirus infection in a northern Italien region. NEOCMV Group. Eur J Epidemiol 14: 791–796

[23] Becroft DM (1981) Prenatal zytomegalovirus infection: epidemiology, pathology and pathogenesis. Perspect Pediatr Pathol 6: 203–241

[24] Benirschke K, Kaufmann R (1990) Pathology of the Human Placenta, 2nd edition, Springer-Verlag, New York.

[25] Berge P, Stagno S, Federer W, Cloud G, Forster J, Utermohlen V, Armstrong D (1990) Impact of asymptomatic congenital zytomegalovirus infection on size at birth and gestational duration [published erratum appears in Pediatr Infect Dis J 1990 May; 9 (5): 308]. Pediatr Infect Dis J 9: 170–175

[26] Bernstein DI, Schleiss MR, Berencsi K, Gonczol E, Dickey M, Khoury P, Cadoz M, Meric C, Zahradnik J, Duliege AM, Plotkin S (2002) Effect of previous or simultaneous immunization with carypox expressing zytomegalovirus (CMV) glycoprotein B (gB) on response to subunit gB vaxxine plus MF59 in healthy CMV-seronegative adults. J Infect Dis 185 (5): 686–690

[27] Binder N (1992) What is the prognosis for congenital zytomegalovirus infection? [letter; comment]. Am J Obstet Gynecol 166: 1591

[28] Birnbaum G, Lynch JI, Margileth AM, Lonergan WM, Sever JL (1969) Zytomegalovirus infections in newborn infants. J Pediatr 75: 789–795

[29] Bodéus M, Hubinont C, Bernard P, Bouckaert A, Thomas K, Goubau P (1999) Prenatal diagnosis of human zytomegalovirus by culture and polymerase chain reaction: 98 pregnancies leading to congential infection. Prenat Diagn 19: 314–317 [= Bodéus et al 1999b]

[30] Bodéus M, Goubau P (1999) Predictive value of maternal-IgG avidity for congenital human zytomegalovirus infection. J Clin Virol 12: 3–8

[31] Boppana S, Pass RF, Britt WJ (1993) Virus-specific antibody responses in mothers and their newborn infants with asymptomatic congenital zytomegalovirus infections. J Infect Dis 167: 72–77

[32] Boppana S, Fowler KB, Vaid Y, Hedlund G, Stagno S, Britt WJ, Pass RF (1997) Neuroradiographic findings in the newborn period and long-term outcome in children with symptomatic congenital zytomegalovirus infection. Pediatr 99: 409–414

[33] Boppana SB, Fowler KB, Britt WJ, Stagno S, Pass RF (1999) Symptomatic congenital

zytomegalovirus infection in infants born to mothers with preexisting immunity to zytomegalovirus. Pediatr 104: 55–60

[34] Boppana SB, Rivera LB, Fowler DB, Mach M, Britt WJ (2001) Intrauterine transmission of zytomegalovirus to infants of women with preconceptional immunity. N Engl J Med 344 (18): 1366–1371

[35] Bourne N, Schleiss MR, Bravo FJ, Bernstein DI (2001) Preconception immunization with a zytomegalovirus (CMV) glycoprotein vaccine improves pregnancy outcome in a guinea pig model of congenital CMV infection. J Infect Dis 183: 59–64

[36] Breinl B, Lassmann R (1989) Hytomegalie-Infektion bei Zwillingsschwangerschaft-Reversibilität eines Hydrops fetalis nach Behandlung mit Humanimmunglobulin (Zytotect®). Gyne 12: 339–341

[37] Brown HL, Abernathy MP (1998) Zytomegalovirus infection. Semin Perinatol 22: 260–266

[38] Buchheit J, Marshall GS, Rabalais GP, Dobbins GJ (1994) Congenital zytomegalovirus disease in the Louisville area: a significant public health problem. J Ky Med Assoc 92: 411–415

[39] Canessa A, Pantarotto F, Miletich F, Russo A, Gotta C, Bozzuffi PM, Ferrari G, Fiorelli A, Terragna A (1987) Antibody prevalence to torch agents in pregnant women and relative risk of congenital infections in Italy (Liguria). Biol Res Pregnancy Perinatol 8: 84–88

[40] Casteels A, Naessens A, Gordt F, De Catte L, Bougatef A, Foulon W (1999) Neonatal screening for congenital zytomegalovirus infections. J Perinat Med 27: 116–121

[41] Cantazarite V, Dankner WM (1993) Prenatal diagnosis of congenital zytomegalovirus infection: false-negative amniocentesis at 20 weeks' gestation. Prenat Diagn 13: 1021–1025

[42] Chiodo F, Verucchi G, Mori F, Attard L, Ricchi E (1993) Infective disease during pregnancy and their teratogenic effects. Ann Ist Super Sanità 29: 57–67

[43] Collaborative Study (1970) Zytomegalovirus infection in the north west of England. A report on a two-year study. Arch Dis Child 45, 513–522

[44] Conboy TJ, Pass RF, Stagno S, Britt WJ, Alford CA, McFarland CE, Boll TJ (1986) Intellectual development in school-aged children with asymptomatic congenital zytomegalovirus infection. Pediatr 77: 801–806

[45] Conboy TJ, Pass RF, Stagno S, Alford CA, Myers GJ, Britt WJ, McCollister FP, Summers MN, McFarland CE, Boll TJ (1987) Early clinical manifestations and intellectual outcome in children with symptomatic congenital zytomegalovirus infection. J Pediatr 111: 343–348

[46] Cosmi E, Mazzocco M, La Torre R, Ligi P, Sali E, Nigro G (2000) Therapy or prevention of fetal infection by zytomegalovirus with immunoblobulin infusion in pregnant women with primary infection. Acta Biomed Ateneo Parmense 71 (Suppl 1): 547–551

[47] Daniel Y, Gull I, Peyser MR, Lessing JB (1995) Congenital zytomegalovirus infection. Eur J Obstet Gynecol Reprod Biol 63: 7–16

[48] Das VK (1996) Aetiology of bilateral sensorineural hearing impairment in children: a 10 year study. Arch Dis Child 74: 8–12

[49] deJong MD, Galasso GJ, Gazzard B, Griffiths PD, Jabs DA, Kern ER, Spector SA (1998) Summary of the II international symposium on zytomegalovirus. Antiviral Res 39: 141–162

[50] Demmler GJ (1991) Infectious diseases society of America and centers for disease con-

trol. Summary of a workshop on surveillance for congenital zytomegalovirus disease. Rev Infect Dis 13: 315–329

[51] Doerr HW (1987) Zytomegalovirus infection in pregancy. J Virol Methods 17: 127–132

[52] Dong ZW, Yan C, Yi W, Cui Y-Q (1994) Detection of congenital zytomegalovirus infection by using chorionic villi of the early pregnancy and polymerase chain reaction. Int J Gynecol Obstet 44: 229–231

[53] Donner C, Liesnard C, Content J, Busine A, Aderca J, Rodesch F (1993) Prenatal diagnosis of 52 pregnancies at risk for congenital zytomegalovirus infection. Obstet Gynecol 82: 481–486

[54] Eggers M, Metzger C, Enders G (1998) Differentiation between acute primary and recurrent human zytomegalovirus infection in pregnancy, using a microneutralization assay. J Med Virol 56: 351–358

[55] Enders-Ruckle G, Haas R, Luthardt T (1973) Virusinfektionen in der Schwangerschaft. Med Klin 68: 1643–1647

[56] Enders G (1992) Toxoplasmose und wichtige Virusinfektionen in der Schwangerschaft – Diagnostik und Maßnahmen. Immun Infekt 20: 181–188

[57] Fernando S, Pearce JM, Booth JC (1993) Lymphocyte responses and virus excretion as risk factors for intrauterine with zytomegalovirus. J Med Virol 41: 108–113

[58] Fisher S, Genbacev O, Maidji E, Pereira L (2000) Human zytomegalovirus infection of placental zytotrophoblasts in vitro and in utero: Implications for transmission and pathogenesis. J Virol 74 (15): 6808–6820

[59] Fowler KB, Stagno S, Pass RF, Britt WJ, Boll TJ, Alford CA (1992) The outcome of congenital zytomegalovirus infection in relation to maternal antibody status. N Engl J Med 326: 663–667

[60] Fowler KB, Stagno S, Pass RF (1993) Maternal age and congenital zytomegalovirus infection: screening of two diverse newborn populations, 1980–1990. J Infect Dis 168: 552–556

[61] Fowler KB, Pass RF (1995) Zytomegalovirus infection as a cause of hearing loss among children [letter; comment]. Am J Public Health 85: 734–735

[62] Fowler KB, McCollister FP, Dahle AJ, Boppana S, Britt WJ, Pass RF (1997) Progressive and fluctuating sensorineural hearing loss in children with asymptomatic congenital zytomegalovirus infection. J Pediatr 130: 624–630

[63] Fowler KB, Dahle AJ, Boppana SB, Pass RF (1999) Newborn hearing screening: will children with hearing loss caused by congenital zytomegalovirus infection be missed? J Pediatr 135: 60–64

[64] Friese K, Beichert M, Hof H, Weikel W, Falke D, Sickinger R, Melchert F (1991) Untersuchung zur Häufigkeit konnataler Infektionen. Geburtshilfe Frauenheilkd 51: 890–896

[65] Fukuda S, Miyachi M, Sugimoto S, Goshima A, Futamura M, Morishima T (1995) A female infant successfully treated by ganciclovir for congenital zytomegalovirus infection. Acta Paediatr Jpn 37: 206–210

[66] Gabrielli L, Losi L, Varani S, Lazzarotto T, Eusebi V, Landini MP (2001) Complete replication of human zytomegalovirus in explants of first trimester human placenta. J Med Virol 64: 499–504

[67] Garcia AG, Fonseca EF, Marques RL, Lobato YY (1989) Placental morpholy in zytomegalovirus infection. Placenta 10 (1): 1–18

[68] Genser B, Truschnig-Wilder M, Stünzner D, Landini MP, Halwachs-Baumann G

(2001) Evaluation of five commercial enzyme immunoassays for the detection of human zytomegalovirus-specific IgM antibodies in the absence of a commercially available gold standard. Clin Chem Lab Med 39 (1): 62–70

[69] Gold E, Nankervis GA (1976) Zytomegalovirus. In „Viral infections of humans" (Evans AS ed): 43–161. Plenum Press, New York

[70] Goodpasture EW, Talbot FB (1921) Concerning the nature of „protozoan-like" cells in certain lesions of infancy. Am J Dis Child 21: 415–425

[71] Grangeot-Keros L, Simon B, Audibert F, Vial M (1998) Should we routinely screen for zytomegalovirus antibody during pregnancy? Intervirology 41: 158–162

[72] Grant S, Edmond E, Syme J (1981) A prospective study of zytomegalovirus infection in pregnancy: I. Laboratory evidence of congenital infection following maternal primary and reactived infection. J Infect 3: 24–31

[73] Greenough A (1994) The TORCH screen and intrauterine infections. Arch Dis Child Fetal Neonatal Ed 70: F163–F165

[74] Griffiths PD, Campbell-Benzie A, Health RB (1980) A prospective study of primary zy-tomegalovirus infection in pregnant women. Br J Obstet Gynaecol 87: 308–314

[75] Griffiths PD, Stagno S, Pass RF, Smith RJ, Alford CA Jr (1982) Congenital zytomega-lovirus infection: diagnostic and prognostic significance of the detection of specific im-munoglobulin M antibodies in cord serum. Pediatr 69: 544–549

[76] Griffiths PD, Baboonian C (1984) A prospective study of primary zytomegalovirus infection during pregnancy: final report. Br J Obstet Gynaecol 91: 307–315

[77] Griffiths PD, Grundy JE (1988) The status of CMV as a human pathogen. Epidem Inf 100: 1–15

[78] Griffiths PD, Baboonian C, Rutter D, Peckham C (1991) Congenital and maternal zy-tomegalovirus infections in a London population. Br J Obstet Gynaecol 98: 135–140

[79] Griffiths PD, McLean A, Emery VC (2001) Encouraging prospects for immunisation against primary zytomegalovirus infection. Vaccine 19 (11–12): 1356–1362

[80] Grillner L, Ahlfors K, Ivarsson SA, Harris S, Svanberg L (1988) Endonuclease cleava-ge pattern of zytomegalovirus DNA of strains isolated from congenitally infected infants with neurologic sequelae. Pediatr 81: 27–30

[81] Grose C, Weiner CP (1990) Prenatal diagnosis of congenital zytomegalovirus infection: two decades later [see comments]. Am J Obstet Gynecol 163: 447–450

[82] Grose C, Meehan T, Weiner CP (1992) Prenatal diagnosis of congenital zytomegalo-virus infection by virus isolation after amniocentesis. Pediatr Infect Dis J 11: 605–607

[83] Guillot M, Plus A, Vaillant JM, Ravenet N, Freymuth F (1993) Ganciclovir et infection néonatale acquise à zytomégalovirus (letter). Arch Fr Pediatr 50: 932

[84] Guimaraes H, Trindade E, Mateus M, d'Orey C, Almeida A, Martins A, Souto A, Tei-xeira SN (1996) Traitement par ganciclovir des infections congénitales à zytomégalovi-rus (letter). Arch Pediatr 3: 609–610

[85] Haas R, Kraimick-Riechert CM, Schmitz H (1972) Zytomegalie und Schwangerschaft. Ergebnisse serologischer Untersuchungen. Dtsch Med Wochenschr 97: 1330–1334

[86] Hagay ZJ, Biran G, Ornoy A, Reece EA (1996) Congenital zytomegalovirus infection: a long-standing problem still seeking a solution. Am J Obstet Gynecol 174: 241–245

[87] Halwachs G, Kutschera J, Tiran A, Rosegger H, Engele H, Danda M, Lackner H, Maurer U, Wilders-Truschnig M (1995) Antiviral treatment of congenitally infected children with a positive zytomegalovirus polymerase chain reaction in the cerebrospinal fluid. Scand J Infect Dis Suppl 99: 89–90

[88] Halwachs-Baumann G, Wilders-Truschnig M, Desoye G, Hahn T, Kiesel L, Klingel K, Rieger P, Jahn G, Sinzger C (1998) Human trophoblast cells are premissive to the complete replicative cycle of human zytomegalovirus. J Virol 72: 7598–7602

[89] Halwachs-Baumann G, Genser B, Danda M, Engele H, Rosegger H, Fölsch B, Maurer U, Lackner H, Truschnig-Wilders M (2000) Screening and diagnosis of congenital zytomegalovirus infection: a 5-y study. Scand J Infect Dis 32, 137–142

[90] Halwachs-Baumann G, Genser B, Pailer S, Engele H, Rosegger H, Schalk A, Truschnig-Wilders M (2002) hCMV virus load in various body fluids of congenitally infected newborns. J Clin Virol (in press)

[91] Hanshaw JB (1969) Congenital zytomegalovirus infection: Laboratory methods of detection. J Pediatr 75: 1179–1185

[92] Hanshaw JB, Scheiner AP, Moxley AW, Gaev L, Abel V, Scheiner B (1976) School failure and deafness after „silent" congenital zytomegalovirus infection. N Engl J Med 295: 468–470

[93] Hanshaw JB, Dudgeon JA, Marshall WC (1985) Congenital zytomegalovirus. In „Viral diseases of the fetus and the newborn" (Hanshaw JB, Dudgeon JA, Marshall WC eds), vol 17: 92–131. Saunders WB, Philadelphia et al

[94] Hanshaw JB (1995) Zytomegalovirus infections. Pediatr in review 16: 43–48

[95] Harrison CJ, Britt WJ, Chapman NM, Mullican J, Tracy S (1995) Reduced congenital zytomegalovirus (CMV) infection after maternal immunization with a guinea pig CMV glycoprotein before gestational primary CMV infection in the guinea pig model. J Infect Dis 172: 1212–1220

[96] Haukenes G, Finne PH, Bertnes E, Orstavik I, Tjotta E, Haneberg B, Aarseth P (1984) Zytomegalovirus (CMV) and rubella virus infection during pregnancy. A study of CMV and rubella virus antibodies in 2014 pregnant women and follow-up studies of infants at risk for intrauterine CMV infections. Acta Obstet Gynecol Scand 63: 431–435

[97] Hemmings DG, Kilani R, Nykiforuk C, Preiksaitis J, Guilbert LJ (1998) Permissive zytomegalovirus infection of primary villous term and first trimster trophoblasts. J Virol 72 (6): 4970–4979

[98] Hemmings DG, Guilbert LJ (2002) Polarized release of human zytomegalovirus from placental trophoblasts. J Virol 76 (13): 6710–6717

[99] Hicks T, Fowler K, Richardson M, Dahle A, Adams L, Pass R (1993) Congenital zytomegalovirus infection and neonatal auditory screening. J Pediatr 123: 779–782

[100] Hildebrandt RJ, Sever JL, Margileth AM, Callagan DA (1967) Zytomegalovirus in the normal pregnant woman. Am J Obstet Gynecol 98: 1125–1128

[101] Ho-Yen DO (1989) Screening for congenital zytomegalovirus and toxoplasmosis [letter; comment]. Lancet 2: 803

[102] Ho M (1991) „Zytomegalovirus: biology and infection." Plenum Medical Book Company, New York and London

[103] Hocker JR, Cook LN, Adams G, Rabalais GP (1990) Ganciclovir therapy of congenital zytomegalovirus pneumonia [see comments]. Pediatr Infect Dis J 9: 743–745

[104] Istas AS, Demmler GJ, Dobbins JG, Stewart JA (1995) Surveillance for congenital zytomegalovirus disease: a report from the national congenital zytomegalovirus disease registry. Clin Infect Dis 20: 665–670

[105] Ivarsson SA, Lernmark B, Svanberg L (1997) Ten-year clinical, developmental and

intellectual follow-up of children with congenital zytomegalovirus infection without neurologic symptoms at one year of age. Pediatr 99: 800–803

[106] Jauniaux E, Jurkovic D, Gulbis B, Liesnard C, Lees C, Campbell S (1995) Materno-fetal immunoglobulin transfer and passive immunity during the first trimester of human pregnancy. Hum Reprod 10 (12): 3297–3300

[107] Jesionek, Kiolemenoglou (1904) Über einen Befund von protozon-artigen Gebilden in den Organen eines hereditar-luetischen Foetus. Munch Med Wochenschr 51: 1905–1907

[108] Jones CA, Isaacs D (1995) Predicting the outcome of symptomatic congential zytome-galovirus infection. J Paediatr Child Health 31: 70–71

[109] Jun Y, Kim E, Jin M, Sung HC, Han H, Geraghty DE, Ahn K (2000) Human zyto-megalovirus gene products US3 and US6 down-regulate trophoblast Class I MHC molecules. J Immunol 164: 805–811

[110] Junker AK, Matheson D, Tingle AJ, Thomas EE (1991) Immune responses after gan-ciclovir and immunoglobulin therapy of infants [letter]. Pediatr Infect Dis J 10: 256–258

[111] Kamada M, Komori A, Chiba S, Nakao T (1983) A prospective study of congenital zy-tomegalovirus infection in Japan. Scand J Infect Dis 15: 227–232

[112] Kimberlin DW, Lin CY, Sanchez P, Demmler G, Dankner W, Shelton M, Edwards K, Jacobs RF, Robinson J, Wright J, Lakeman FD, Kiell JM, Soong SJ, Whitley RJ (2000) Ganciclovir (GCV) treatment of symptomatic congenital zytomegalovirus (CMV) infection: Results of a phase III randomized trial. 40th ICAAC Abstracts, Toronto, Ontario, Canada, 17.–20. September 2000

[113] Knowles WA, Gardner SD, Fox H (1982) A comparison of cervical zytomegalovirus excretion in gynaecological patients and post-partum women. Arch Virol 73: 25–31

[114] Kumar ML, Gold E, Jacobs IB, Ernhart CB, Nankervis GA (1984) Primary zytome-galovirus infection in adolescent pregnancy. Pediatr 74: 493–500 [= Kumar et al 1984a]

[115] Kumar ML, Nankervis GA, Jacobs IB, Ernhart CB, Glasson CE, McMillan PM, Gold E (1984) Congenital and postnatally acquired zytomegalovirus infections: long-term follow-up. J Pediatr 104: 674–679

[116] Lamy ME, Mulongo KN, Gadisseux JF, Lyon G, Gaudy V, Van Lierde M (1992) Pre-natal diagnosis of fetal zytomegalovirus infection. Am J Obstet Gynecol 166: 91–94

[117] Landini MP, Lazzarotto T (1999) Prenatal diagnosis of congenital zytomegalovirus in-fection: light and shade. Herpes 6: 45–49

[118] Larke RP, Wheatley E, Saigal S, Chernesky MA (1980) Congenital zytomegalovirus infection in an urban Canadian community. J Infect Dis 142: 647–653

[119] Lazzarotto T, Guerra B, Spezzacatena P, Varani S, Gabrielli L, Pradelli P, Rumpia-nesi F, Banzi C, Bovicelli L, Landini MP (1998) Prenatal diagnosis of congenital zyto-megalovirus infection. J Clin Microbiol 36: 3540–3544

[120] Lazzarotto T, Varani S, Gabrielli L, Spezzacatena P, Landini MP (1999) New advan-ces in the diagnosis of congenital zytomegalovirus infection. Intervirology 42: 390–397

[121] Levinsohn EM, Foy HM, Kenny GE et al (1969) Isolation of zytomegalovirus from a cohort of 100 infants throughout the first year of life. Proc Soc Exp Biol Med 132: 957–962

[122] Liesnard C, Donner C, Brancart F, Gosselin F, Delforge M-L, Rodesch F (2000) Pre-natal diagnosis of congenital zytomegalovirus infection: Prospective study of 237 preg-nancies at risk. Obstet Gynecol 95: 881–888

[123] Lipitz S, Yagel S, Shalev E, Achiron R, Mashiach S, Schiff E (1997) Prenatal diagnosis of fetal primary zytomegalovirus infection. Obstet Gynecol 89: 763–767

[124] Lipschuetz B (1921) Untersuchungen über die Aetiologie der Krankheiten der Herpes genitalis. Arch Dermatol Syph 136: 428–482

[125] Logan S, Tookey P, Ades T (1992) Congenital zytomegalovirus infection and maternal antibody status [letter]. N Engl J Med 327: 496

[126] MacDonald H, Tobin J (1978) Congenital zytomegalovirus infection: a collaborative study on epidemiological, clinical and laboratory findings. Dev Med Child Neurol 20: 471–482

[127] Macris MP, Nahmias AJ, Bailey PD, Lee FK, Visintine AM, Brann AW (1981) Electron microscopy in the routine screening of newborns with congenital zytomegalovirus infection. J Virol Methods 2: 315–320

[128] Mahon BE, Yamada EG, Newman TB (1994) Problems with serum IgM as a screening test for congenital infection. Clin Pediatr (Phila) 33: 142–146

[129] Marshall GS, Rabalais GP, Stewart JA, Dobbins JG (1993) Zytomegalovirus seroprevalence in women bearing children in Jefferson County, Kentucky. Am J Med Sci 305: 292–296

[130] Mason EO Jr, Sough MA, Montgomery JR (1976) Cord Serum IgA in congenital zytomegalovirus infection. J Pediatr 89: 945–946

[131] McDougall JK, Harnden DG (1974) Letter: Vaccination against zytomegalovirus? Lancet 1: 135–136

[132] Melish ME, Hanshaw JB (1973) Congenital zytomegalovirus infection. Developmental progress of infants detected by routine screening. Am J Dis Child 126: 190–194

[133] Miller RA, Thiede HA (1994) „Trophoblast research volume 8: HIV, perinatal infections and therapy." University of Rochester Press

[134] Moaven LD, Gilbert GL, Cunningham AL, Rawlinson WD (1995) Amniocentesis to diagnose congenital zytomegalovirus infection [letter]. Med J Aust 162: 334–335

[135] Monif GRG, Egan EA, Held B, Eitzmann DV (1972) The correlation of maternal zytomegalovirus infection during varying stages in gestation with neonatal involvement. J Pediatr 80: 17–20

[136] Montgomery R, Youngblood L, Medearis DN (1972) Recovery of zytomegalovirus from the cervix in pregnancy. Pediatr 49: 524–531

[137] Morris DJ (1992) Congenital zytomegalovirus infection and maternal antibody status [letter]. N Engl J Med 327: 495–496

[138] Muehlemann K, Miller RK, Metlay L, Menegus MA (1994) Characterization of placental zytomegalovirus infection by immunozytochemistry. Trophoblast Research 8: 215–222

[139] Muntean W, Lackner H, Stünzner D, Ebner F (1989) 9 Wochen alter Säugling mit konnataler Zytomegalieninfektion und Therapie mit Ganciclovir. Wr klin Wochenschr 101: 554–557

[140] Murph JR, Souza IE, Dawson JD, Benson P, Petheram SJ, Pfab D, Gregg A, O'Neill ME, Zimmermann B, Bale JF Jr (1998) Epidemiology of congenital zytomegalovirus infection: maternal risk factors and molecular analysis of zytomegalovirus strains. Am J Epidemiol 147: 940–947

[141] Nahmias AJ, Panigel M, Schwartz DA (1994) Hematogenous infections of the placenta – an interdisciplinary and evolutionary perspective. In „HIV, perinatal infections and therapy" (Miller RA, Thiede HA eds): 107–136. University of Rochester Press

[142] Nankervis GA, Kumar ML, Cox FE, Gold E (1984) A prospective study of maternal zytomegalovirus infection and its effect on the fetus. Am J Obstet Gynecol 149: 435–440

[143] Negishi H, Yamada H, Hirayama E, Okuyama K, Sagawa T, Matsumoto Y, Fujimoto S (1998) Intraperitoneal administration of zytomegalovirus hyperimmunoglobulin to the zytomegalovirus-infected fetus. J Perinat 18 (6): 466–469

[144] Nelson CT, Istas AS, Wilkerson MK, Demmler GJ (1995) PCR detection of zytome-galovirus DNA in serum as a diagnostic test for congenital zytomegalovirus infection [see comments]. J Clin Microbiol 33: 3317–3318

[145] Nelson CT, Demmler GJ (1997) Zytomegalovirus infection in the pregnant mother, fetus, and newborn infant. Clin Perinatol 24: 151–160

[146] Nicolini U, Kustermann A, Tassis B, Fogliani R, Galimberti A, Percivalle E, Grazia RM, Gerna G (1994) Prenatal diagnosis of congenital human zytomegalovirus infec-tion. Prenat Diagn 14: 903–906

[147] Nielsen SL, Sorensen I, Andersen HK (1988) Kinetics of specific immunoglobulins M, E, A, and G in congenital, primary, and secondary zytomegalovirus infection studied by antibody-capture enzyme-linked immunosorbent assay. J Clin Microbiol 26: 654–661

[148] Nigro G, Scholz H, Bartmann U (1994) Ganciclovir therapy for symptomatic conge-nital zytomegalovirus infection in infants: A two-regimen experience. J Pediatr 124: 318–322

[149] Nigro G, Mazzocco M, Anceschi MM, La Torre R, Antonelli G, Cosmi EV (1999) Prenatal diagnosis of fetal zytomegalovirus infection after primary or recurrent mater-nal infection. Obstet Gynecol 94: 909–914

[150] Nigro G, La Torre R, Anceschi MM, Mazzocco M, Cosmi EV (1999) Hyperimmu-noglobulin therapy for a twin festus with zytomegalovirus infection and growth re-striction. Am J Obstet Gynecol 180 (5): 1222–1226

[151] Numazaki K, Chiba S (1996) PCR detection of zytomegalovirus DNA in serum as test for congenital zytomegalovirus infection [letter; comment]. J Clin Microbiol 34: 1871–1872

[152] Pagano JS, Huang ES (1974) Letter: Vaccination against zytomegalovirus? Lancet 1: 316–317

[153] Panhani S, Heinonen KM (1994) Screening for congenital zytomegalovirus infection among preterm infants born before the 34th gestational week in Finland. Scand J In-fect Dis 26: 375–378

[154] Pannuti CS, Vilas-Boas LS, Angelo MJ, Carvalho RP, Segre CM (1985) Congenital zytomegalovirus infection. Occurrence in two socioeconomically distinct populations of a developing country. Rev Inst Med Trop Sao Paulo 27: 105–107

[155] Pass RF (1992) Commentary: is there a role for prenatal diagnosis of congenital zyto-megalovirus infection? Pediatr Infect Dis J 11: 608–609

[156] Pass RF (1996) Immunization strategy for prevention of congenital zytomegalovirus infection. Infect Agent Dis 5 (4): 240–244

[157] Peckham CS, Coleman JC, Hurley R, Chin KS, Henderson K (1983) Zytomegalovi-rus infection in pregnancy: preliminary finding from a prospective study. Lancet 1: 1352–1356

[158] Peckham CS, Stark O, Dudgeon JA, Martin JA, Hawkins G (1987) Congenital zyto-

megalovirus infection: a cause of sensorineural hearing loss. Arch Dis Child 62: 1233–1237

[159] Pehlivanoglu E (1994) Ganciclovir therapy for zytomegalovirus infection in infants [letter; comment]. J Pediatr 125: 670–671

[160] Petitti DB (2000) „Meta-analysis, decision analysis and cost-effectiveness analysis: methods for quantitative synthesis in medicine." Oxford University Press, Oxford and New York

[161] Piper JM, Wen TS (1999) Perinatal zytomegalovirus and toxoplasmosis: challenges of antepartum therapy. Clin Obstet Gynecol 42: 81–96

[162] Plotkin SA, Starr SE, Friedmann HM, Gonczol E, Brayman K (1990) Vaccines for the prevention of human zytomegalovirus infection. Rev Infect Dis 12 (Suppl 7): 827–838

[163] Plotkin SA (2001) Vaccination against zytomegalovirus. Arch Virol (Suppl 17): 121–134

[164] Porath A, McNutt RA, Smiley LM, Weigle KA (1990) Effectiveness and cost benefit of a proposed live zytomegalovirus vaccine in the prevention of congenital disease. Rev Infect Dis 12: 31–40

[165] Preece PM, Blount JM, Glover J, Fletcher GM, Peckham CS, Griffiths PD (1983) The consequences of primary zytomegalovirus infection in pregnancy. Arch Dis Child 58: 970–975

[166] Preece PM, Pearl KN, Peckham CS (1984) Congenital zytomegalovirus infection. Arch Dis Child 59: 1120–1126

[167] Ramsay ME, Miller E, Peckham CS (1991) Outcome of confirmed symptomatic congenital zytomegalovirus infection. Arch Dis Child 66: 1068–1069

[168] Rawlinson WD (1999) Diagnosis of human zytomegalovirus infection and disease. Pathol 31: 109–115

[169] Raynor BD (1993) Zytomegalovirus infection in pregnancy. Semin Perinatol 17: 394–402

[170] Reigstad H, Bjerknes R, Markestad T, Myrmel H (1992) Ganciclovir therapy of congenital zytomegalovirus disease. Acta Paediatr 81: 707–708

[171] Remington JS, Klein JO (2001) „Infectious diseases of the fetus and newborn infant." WB Saunders Company, Philadelphia et al

[172] Revello MG, Baldanti F, Furione M, Sarasini A, Percivalle E, Zavattoni M, Gerna G (1995) Polymerase chain reaction for prenatal diagnosis of congenital human zytomegalovirus infection. J Med Virol 47: 462–466

[173] Revello MG, Zavattoni M, Sarasini A, Percivalle E, Simoncini L, Gerna G (1998) Human zytometalovirus in blood of immunocompetent persons during primary infection: prognostic implications for pregnnancy. J Infect Dis 177: 1170–1175

[174] Revello MG, Sarasini A, Zavattoni M, Baldanti F, Gerna G (1998) Improved prenatal diagnosis of congenital human zytomegalovirus infection by a modified nested polymerase chain reaction. J Med Virol 56: 99–103

[175] Revello MG, Zavattoni M, Baldanti F, Sarasini A, Paolucci S, Gerna G (1999) Diagnostic and prognostic value of human zytomegalovirus lead and IgM antibody in blood of congenitally infected newborns. J Clin Virol 14: 57–66

[176] Reynolds DW, Stagno S, Stubbs G et al (1974) Inapparent congenital zytomegalovirus infection with elevated cord IgM levels. N Engl J Med 290: 291–296

[177] Rezanka E, Ploier R, Emhofer B, Emhofer J (1993) Kongenitale, generalisierte Zyto-

megalie-Virus-Infektion. Verlauf und Therapiestrategie mit Ganciclovir. Padiatr Padol 28: 153–155

[178] Rhodes G, Smith RS, Rubin RE, Vaughan J, Horwitz CA (1990) Identical IgM antibodies recognizing a glycine-alanine epitope are induced during acute infection with Epstein-Barr virus and zytomegalovirus. J Clin Lab Anal 4 (6): 456–464

[179] Ribbert H (1904) Über proozoanartige Zellen in der Niere eines syphilitischen Neugeborenen und in der Parotis von Kindern. Zentralbl Allg Pathol 15: 945–948

[180] Rowe WP, Hartley JW, Waterman S et al (1956) Zytopathogenic agent resembling human salivary gland virus recovered from tissue cultures of human adenoids. Proc Soc Exp Biol Med 92: 418–424

[181] Sacket DL, Haynes BR, Guyatt GH, Tugwell P (1999) „Clinical Epidemiology. A basic science for clinical medicine." Little, Brown and Company, Boston, Toronto, London

[182] Sacks SL (1995) „Clinical management of herpes viruses." IOS Press, Amsterdam

[183] Saigel S, Lunyk O, Larke RP, Chernesky MA (1982) The outcome in children with congenital zytomegalovirus infection. Al longitudinal follow-up study. Am J Dis Child 136: 896–901

[184] Salzman MB, Sood SK, Rubin LG (1992) Congenital zytomegalovirus infection and maternal antibody status [letter]. N Engl J Med 327: 495

[185] Schleiss MR, Bourne N, Jensen NJ, Bravo F, Bernstein DI (2000) Immunogenicity evalutation of DNA vaccines that target guinea pig zytomegalovirus proteins glycoprotein B and UL83. Viral Immunol 13 (2): 155–167

[186] Schmitz H (1979) Serodiagnostik von Zytomegalievirus-(CMV)-Infektionen. Zentralbl Gynakol 101: 289–292

[187] Schoenbaum SC (1979) Specific problems in diagnosis, prevention, and management of congenital infections. Clin Obstet Gynecol 22: 321–328

[188] Schöffski O, Graf v d Schulenburg JM (2000) „Gesundheitsökonomische Evalutationen." Springer, Berlin Heidelberg

[189] Schopfer K, Lauber E, Krech U (1978) Congenital zytomegalovirus infection in newborn infants of mothers infected before pregnancy. Arch Dis Child 53: 536–539

[190] Shen C-Y et al (1993) Zytomegalovirus excretion in pregnant and nonpregnant women. J Clin Microbiol 31: 1635–1636

[191] Shen C-Y et al (1993) Zytomegalovirus recurrence in seropositive pregnant women attending obstetric clinics. J Med Virol 41: 24–29

[192] Sinzger C, Muentefering H, Loening T, Stoess H, Plachter B, Jahn G (1993) Cell types iinfected in human zytomegalovirus placentitis identified by immunohistochemical double staining. Virchows Arch A Pathol Anat 423: 249–256

[193] Souza IE, Gregg A, Pfab D, Dawson JD, Benson P, O'Neill ME, Murph JR, Petheram SJ, Bale JF Jr (1997) Zytomegalovirus infection in newborns and their family members: polymerase chain reaction analysis of isolates. Infection 25: 144–149

[194] Stagno S, Reynolds D, Tsiantos A. Fuccillo DA, Smith R, Tiller M, Alford CA Jr (1975) Cervical zytomegalovirus excretion in pregnant and nonpregnant women: Supression in early gestation. J Infect Dis 131, 522–527

[195] Stagno S, Reynolds DW, Huang ES, Thames SD, Smith RJ, Alford CA (1977) Congenital zytomegalovirus infection. N Engl J Med 296: 1254–1258 [= Stagno et al 1977a]

[196] Stagno S, Reynolds DW, Amos CS, Dahle AJ, McCollister FP, Mohindra I, Ermocilla R, Alford CA (1977) Auditory and visual defects resulting from symptomatic and

subclinical congenital zytomegalovirus and toxoplasma infections. Pediatr 59: 669–678 [= Stagno et al 1977b]

[197] Stagno S, Reynolds DW, Pass RF, Alford CA (1980) Breast milk and the risk of zyto-megalovirus infection. N Engl J Med 302: 1073–1076 [= Stagno et al 1980a]

[198] Stagno S, Pass RF, Reynolds DW, Moore MA, Nahmias AJ, Alford CA (1980) Com-parative study of diagnostic procedures for congenital zytomegalovirus infection. Pe-diatr 65: 251–257 [= Stagno et al 1980b]

[199] Stagno S, Pass RF, Alford Ca (1981) Perinatal infections and the maldevelopment. In „The fetus and the newborn" (Bloom AD, James LS eds): 31–50. Allan R Liss Inc, New York

[200] Stagno S, Pass RF, Dworsky ME, Alford CA Jr (1982) Maternal zytomegalovirus in-fection and perinatal transmission. Clin Obstet Gynecol 25: 563–576 [= Stagno et al 1982a]

[201] Stagno S, Dworsky ME, Torres J, Mesa T, Hirsh T (1982) Prevalence and importance of congenital zytomegalovirus infection in three different populations. J Pediatr 101: 897–900 [= Stagno et al 1982b]

[202] Stagno S, Pass RF, Dworsky ME, Henderson RE, Moore EG, Walton PD, Alford CA (1982) Congenital zytomegalovirus infection: The relative importance of primary and recurrent maternal infection. N Engl J Med 306: 945–949 [= Stagno et al 1982c]

[203] Stagno S, Whitley RJ (1985) Herpesvirus infections of pregnancy. Part I: Zytomega-lovirus and Epstein-Barr virus infections. N Engl J Med 313: 1270–1274

[204] Stagno S, Pass RF, Cloud G, Britt WJ, Henderson RE, Walton PD, Veren DA, Page F, Alford CA (1986) Primary zytomegalovirus infection in pregnancy. Incidence, transmission to fetus, and clinical outcome. JAMA 256: 1904–1908

[205] Stagno S (1990) Significance of zytomegalovirus infections in pregnancy and early childhood. Pediatr Infect Dis J 9: 763–764

[206] Stagno S, Ireland KR (1995) Congenital zytomegalovirus infection. Who is at risk? How do you diagnose it? Can it be treated? In „Clinical management of herpes viru-ses" (Sacks SL ed): 329–337. IOS Press, Amsterdam

[207] Starr J, Gold E (1969) Congenital zytomegalovirus infection associeated with low birth weight. J Pediatr 74: 815–816

[208] Starr JG (1970) Zytomegalovirus infection in pregnancy. N Engl J Med 282: 50–51

[209] Starr JG, Bart RD, Gold E (1970) Inapparent congenital zytomegalovirus infection. Clinical and epidemiologic characteristics in early infancy. N Engl J Med 282: 1075–1078

[210] Stern H (1968) Isolation of zytomegalovirus and clinical manifestations of infection an different ages. Br Med J 1: 665–669

[211] Stern H, Tucker SM (1973) Prospective study of zytomegalovirus infection in preg-nancy. Br Med J 2: 268–270

[212] Stronati M, Revello MG, Cerbo RM, Furione M, Rondini G, Gerna G (1995) Gan-ciclovir therapy of congenital human zytomegalovirus hepatitis. Acta Paediatr 84: 340–341

[213] Tookey PA, Ades AE, Peckham CS (1992) Zytomegalovirus prevalence in pregnant women: the influence of parity. Arch Dis Child 67: 779–783

[214] Trang JM et al (1993) Linear single-dose pharmacokinetics of ganciclovir in newborns with congenital zytomegalovirus infections. Clin Pharmacol Ther 53: 15–21

[215] Tricoire J, Rolland M, Regnier C (1993) Traitement par ganciclovir des infections congénitales à zytomégalovirus (letter). Arch Fr Pediatr 50 : 173

[216] Tsai CH, Tsai FJ, Shih YT, Wu SF, Liu SC, Tseng YH (1996) Detection of congenital zytomegalovirus infection in Chinese newborn infants using polymerase chain reaction. Acta Paediatr 85 : 1241–1243

[217] van der Meer JT, Drew WL, Bowden RA, Galasso GJ, Griffiths PD, Jabs DA, Katlama C, Spector SA, Whitley RJ (1996) Summary of the international consensus symposium on advances in the diagnosis, treatment and prophylaxis and zytomegalovirus infection. Antiviral Res 32: 119–140

[218] Von Muralt G, Sidiropoulos D (1988) Prenatal and postnatal prophylaxis of infections in preterm neonates. Pediatr Infect Dis J 7 (5): 72–78

[219] Weber B, Opp M, Born HJ, Langenbeck U, Doerr HW (1992) Laboratory diagnosis of congenital human zytomegalovirus infection using polymerase chain reaction and shell vial culture. Infection 20: 155–157

[220] Weller TH (1971) The zytomegaloviruses: ubiquitous agents with protean clinical manifestations. II. N Engl J Med 285: 267–274

[221] Whitley RJ, Cloud G, Gruber W, Storch GA, Demmler GJ, Jacobs RF, Dankner W, Spector SA, Starr S, Pass RF, Stagno S, Britt WJ, Alford C Jr, Soong S, Zhou XJ, Sherrill L, Fitzgerald JM, Sommadossi JP (1997) Ganciclovir treatment of symptomatic congenital zytomegalovirus infection: results of a phase II study. National institute of allergy and infectious diseases collaborative antiviral study group. J Infect Dis 175: 1080–1086

[222] Williamson WD, Demmler GJ, Percy AK, Catlin FI (1992) Progressive hearing loss in infants with asymptomatic congenital zytomegalovirus infection. Pediatr 90: 862–866

[223] Wilson JMG, Jungner G (1968) „Principles and practice of screening for disease." World Health Organization, Geneva

[224] Yow MD, Williamson DW, Leeds LJ, Thompson P, Woodward RM, Walmus BF, Lester JW, Six HR, Griffiths PD (1988) Epidemiologic characteristics of zytomegalovirus infection in mothers and their infants. Am J Obstet Gynecol 158: 1189–1195

[225] Yow MD (1989) Congenital zytomegalovirus disease: a NOW problem [see comments]. J Infect Dis 159: 163–167

[226] Zhou XJ, Gruber W, Demmler G, Jacobs R, Reumann P, Adler S, Shelton M, Pass R, Britt B, Trang JM, Whitley RJ, Sommadossi JP (1996) Population pharmacokinetics of ganciclovir in newborns with congenital zytomegalovirus infections. NIAID Collaborative Antiviral Study Group. Antimicrob Agents Chemother 40: 2202–2205

Sachverzeichnis

SpringerMedizin

Siegfried Hetz, Maritta Teufl-Bruckbauer

Befund: positiv

Ratgeber HIV und Aids

2003. XV, 172 Seiten. 7 Abbildungen.
Broschiert **EUR 19,80**, sFr 32,–
ISBN 3-211-83820-1

Dieser Ratgeber richtet sich an alle Betroffenen sowie an all jene, die in ihrem beruflichen oder privaten Alltag mit dieser Thematik konfrontiert sind, wie z.B. Allgemeinmediziner, Pflegepersonal, Betreuer in psychosozialen Einrichtungen oder auch Freunde oder Angehörige von Betroffenen.

Zwanzig Jahre nach dem ersten Auftreten der Immunschwächekrankheit beeinträchtigen Mythen, Vorurteile oder Nichtwissen nach wie vor den Diskurs um HIV und Aids. Das vorliegende Buch zeigt erstmals alle aktuellen Fakten, unter besonderer Berücksichtigung der Landessozialgesetzgebung, auf und gibt gesammeltes Wissen gekonnt weiter. Die Konfrontation mit dem Befund HIV positiv bzw. an Aids erkrankt zu sein, stellt in jedem Fall für die Betroffenen eine besondere Herausforderung dar. Zu wissen, wo, wie und wann welche Hilfe und Unterstützung zu finden ist, kann im extremen Fall sogar Leben retten, in der Regel soll das Buch verschiedene Abläufe für die Betroffenen vereinfachen.

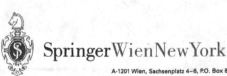

SpringerWienNewYork

A-1201 Wien, Sachsenplatz 4–6, P.O. Box 89, Fax +43.1.330 24 26, e-mail: books@springer.at, Internet: www.springer.at
D-69126 Heidelberg, Haberstraße 7, Fax +49.6221.345-4229, e-mail: orders@springer.de
USA, Secaucus, NJ 07096-2485, P.O. Box 2485, Fax +1.201.348-4505, e-mail: orders@springer-ny.com
Eastern Book Service, Japan, Tokyo 113, 3–13, Hongo 3-chome, Bunkyo-ku, Fax +81.3.38 18 08 64, e-mail: orders@svt-ebs.co.jp

SpringerMedizin

Peter A. M. Weiss

Diabetes und Schwangerschaft

2002. XIII, 824 Seiten. Zahlreiche Abbildungen.
Gebunden **EUR 98,–**, sFr 152,–
ISBN 3-211-83738-8

Dieses Werk ist das erste umfassende deutschsprachige Handbuch über Diabetes und Schwangerschaft und den zugehörigen physiologischen und pathophysiologischen Besonderheiten des Stoffwechsels. Das Buch stützt sich auf langjährige Erfahrungen, da Diabetes und Schwangerschaft an der Grazer Frauenklinik seit mehr als 25 Jahren ein permanenter Forschungsschwerpunkt ist.

Die klinischen Erfahrungen beruhen auf ca. 1400 insulinbehandelten und rund 1200 diätbehandelten Diabetikerinnen. Neben den Forschungsarbeiten der Klinik haben zahlreiche Publikationen der internationalen Fachliteratur in die verschiedenen Kapitel Eingang gefunden.

Im Buch werden gleichermaßen die klinische Routine, klinische Probleme und Forschungsbereiche behandelt. Es ist als Nachschlagwerk für alle jene gedacht, die in der Praxis, am Krankenbett oder in der Forschung mit Diabetes und Schwangerschaft befasst sind und damit auch mit ausgefallenen Fragen konfrontiert werden.

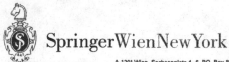

SpringerWienNewYork

A-1201 Wien, Sachsenplatz 4–6, P.O. Box 89, Fax +43.1.330 24 26, e-mail: books@springer.at, Internet: **www.springer.at**
D-69126 Heidelberg, Haberstraße 7, Fax +49.6221.345-4229, e-mail: orders@springer.de
USA, Secaucus, NJ 07096-2485, P.O. Box 2485, Fax +1.201.348-4505, e-mail: orders@springer-ny.com
Eastern Book Service, Japan, Tokyo 113, 3–13, Hongo 3-chome, Bunkyo-ku, Fax +81.3.38 18 08 64, e-mail: orders@svt-ebs.co.jp

SpringerMedizin

Siegfried Zabransky (Hrsg.)

Screening auf angeborene endokrine und metabole Störungen

Methoden, Anwendung und Auswertung

2001. XI, 404 Seiten. 50 zum Teil farbige Abbildungen.
Gebunden **EUR 49,80**, sFr 77,50
ISBN 3-211-83571-7

Ein Screening auf angeborene endokrine und metabole Störungen
ermöglicht die Früherkennung von Krankheiten wie Hypothyreose,
AGS (adrenogenitales Syndrom), Phenylketonurie, Galaktosämie,
Biotinidasemangel, Cystische Fibrose oder Homocystinurie. Je nach
Land und politischen Bestimmungen unterscheiden sich jedoch die
routinemäßig durchgeführten Untersuchungen. Dieses Handbuch
beschreibt praxisbezogen die biochemischen Grundlagen, die
Grundsätze der Labor- und Bestätigungsdiagnostik sowie Therapie-
möglichkeiten zu insgesamt zwölf Krankheiten. Darüber hinaus werden präanalytische Fragen, wie Zeitpunkt und Art der Blutentnahme
oder mögliche Störfaktoren, umfassend behandelt.
Der allgemeine Teil geht auf ethische und psychosoziale Aspekte des
Screenings ein. Ein Verzeichnis der Screeningzentren und jener
Labors, die für die Bestätigungsdiagnostik Dienste anbieten, sowie
ein Adressenverzeichnis von Elterngruppen und Informations-
quellen im Internet komplettieren dieses Buch.

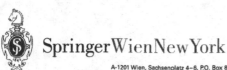

SpringerWienNewYork

A-1201 Wien, Sachsenplatz 4–6, P.O. Box 89, Fax +43.1.330 24 26, e-mail: books@springer.at, Internet: www.springer.at
D-69126 Heidelberg, Haberstraße 7, Fax +49.6221.345-4229, e-mail: orders@springer.de
USA, Secaucus, NJ 07096-2485, P.O. Box 2485, Fax +1.201.348-4505, e-mail: orders@springer-ny.com
Eastern Book Service, Japan, Tokyo 113, 3–13, Hongo 3-chome, Bunkyo-ku, Fax +81.3.38 18 08 64, e-mail: orders@svt-ebs.co.jp

Springer-Verlag
und Umwelt